在宅ケア学

[第3巻]
在宅ケアと
チームアプローチ

3

JAHC 日本在宅ケア学会　編

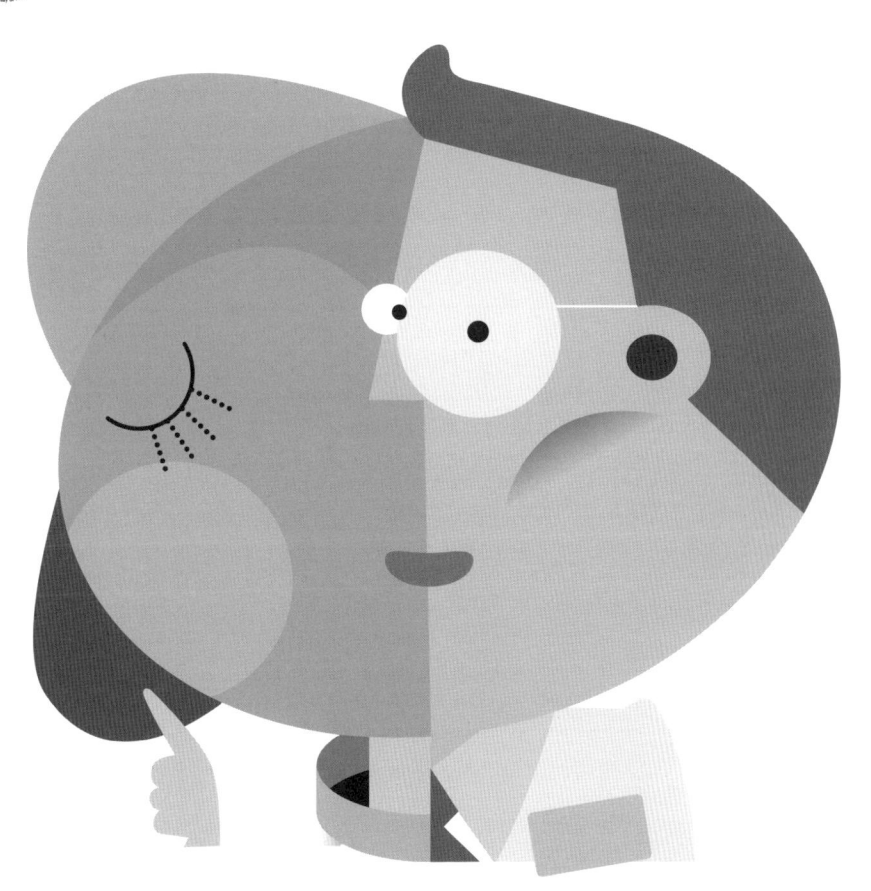

株式会社 ワールドプランニング

はじめに

　動物にとって病気や老化は，生存の危機に直結する問題である．自分の力で生きることができなくなったものは淘汰され，環境に適応したものが生き残ってきた．しかし，人間は虚弱な仲間についても，その生存を集団として守るという思想にたどりついた．人間に動物と区別される崇高さがあるとすれば，病気や障害，老化によって自立できない仲間にも生きていく権利があると考え，それを守ることを社会として約束していることではないだろうか．

　第二次世界大戦後，わが国は福祉国家としての道を選択し，憲法 25 条により，健康で文化的な最低限度の生活を保障することを国の責務とし，国民皆保険皆年金の制度構築を目指した．国民総生産（GDP；gross domestic product）が毎年 10％の成長率を示した 1955 年からの高度経済成長を背景に，わが国は国民の「福祉を図る」政策をとってきた．

　その一方で，産業化の進展は都市への若年人口の流入と核家族化を促進し，高齢者の医療と福祉をめぐる状況は大きな問題を抱えていた．1968 年の全国社会福祉協議会「居宅ねたきり老人実態調査」によると，寝たきり老人は高齢者人口の 17％であると推計され，この数字は当時の厚生官僚を驚かせたといわれている．その後，高齢者の健康保険の自己負担分を全国の多くの地方自治体が負担するようになり，政府も追認する形で 1973 年に老人医療費の無料化と高額療養費制度の導入が行われた．

　ところが，この政策は，老人医療費の増大と膨大な「社会的入院」を生む結果となり，石油危機を契機に 1980 年代に新自由主義に基づく政策転換が起きると，「福祉見直し」が始まった．その中心課題は必然的に，「在宅福祉サービス」を充実させ高齢者の長期に渡るケアを病院や施設ではなく，在宅介護に移行することとなった．高齢者の長期的ケアにおいては，効果的・効率的政策は，不適切な施設入所や入院を防止し，可能な限り自宅での生活を維持することであり，在宅ケアへのシフトは世界の高齢化先進国に共通する政策である．

　2000 年の介護保険法施行により，在宅ケア重視の政策はさらに強化されている．こうした政策の動向をみれば，在宅ケアを充実させることは政策課題でもあり，ケアを必要とする人々の願いでもある．しかし，それを具体化する在宅ケアの提供方法やケアの内容については，いまだ模索の段階にあるといってもよいだろう．

　在宅ケアは，ケアを必要とする人の自宅で行われるものであるため，その方法や倫理には入院医療とは異なる特性がある．それは，なによりも「自宅では，自分が主人公である」というケアされる人の意識に規定されるところが大きい．個人の生活様式や好みを重視したケアは，在宅ケアの核心であり，入院医療では治療優先の環境やルールに入院患者が合わせることが当たり前だが，在宅ケアでは個人の生活に合わせた医療や介護福祉サービスを行わなければならない．個人の生活は，多面にわたり個別的かつ総合的なものである．そのため，ケアをめぐる

ニーズは個別的で総合的であり，かつ複雑に交差することが，しばしば起こる．このような場合には，単一の職種が対応できる範囲は限られており，在宅ケアは生まれながらにしてチームアプローチと深く結びついている．

しかし，チームアプローチについて書かれた文献の多くは，重要性について述べてはいるが，チームアプローチを行うことによって，いかに在宅ケアがケアを必要とする人や家族の生活の質（QOL；quality of life）を高めることができたかについて明らかにしたものは少ない．また，在宅ケアにかかわる専門職がどのようにチームアプローチを実現し，どのようにすれば効果的・効率的な在宅ケアを提供することが可能か，これら在宅ケア方法論の課題に応えるテキストも必要であると思われた．

在宅ケア学第3巻は，第一に，これまでの在宅ケアにおいてチームアプローチを構築し，運営する際に役立つ理論を示すこと，第二に，在宅ケア現場で蓄積されてきたチームアプローチの経験を記録し，到達点を示すことを目指して編纂された．

第一章では，なるべく実際の在宅ケアと関連させてチームアプローチ理論を示し，解りやすい在宅ケアチームアプローチ総論を記述することを目指した．チームアプローチとはなにか，チームアプローチにより得られるものはなにか，について検討した総論ではあるが，具体的例示を行い，なるべく抽象論ではない総論編となるように心がけた．

第二章では，多職種連携，役割分担，家族やインフォーマルな支援者との関係，会議のもち方，行政への働きかけ方など，在宅ケアチームを運営する際に必要となる方法やチームアプローチの過程で役立つ方法論について検討した．

第三章は，事例編としてチームアプローチが有効であった事例を収集した．当初よりそのように意識したものではなかったのだが，記述していただいた事例は，第一章や第二章で述べられた理論や原理・原則を反映したものとなった．逆に，有効であったチームアプローチは，理論に沿った活動をしていることを図らずも示したと考えることもできよう．事例編から読んでも，チームアプローチの必要性を理解することができる．

また，事例編からは，複雑な事情を抱えた人と家族を支援してきた在宅ケアチームの活動や，終末期を迎えた人と家族の生活ができるだけ充実したものとなるように支援してきた在宅ケアチームの活動を読み取ることができる．これらは，わが国の在宅ケアの現状と到達点を示す貴重な資料であるといえよう．

本書が，在宅ケアと在宅ケアのチームアプローチの発展に少しでも役立つことができれば，これに勝る喜びはない．

本書に記載した事例については，すべて本人あるいは家族の了承を得たうえで，個人が特定できないようにして使用した．快くご協力をいただいた在宅ケアのご利用者，ご家族，関係者の皆様に，篤く感謝を申し上げたい．

2015年7月

編集責任者　加　瀬　裕　子

執筆者一覧 (五十音順)

第 1 巻　在宅ケア学の基本的考え方
編集責任者　亀井　智子　聖路加国際大学看護学部

大森　純子	東北大学大学院医学系研究科	
岡田　進一	大阪市立大学大学院生活科学研究科	
小野　充一	早稲田大学人間科学学術院	
小野若菜子	聖路加国際大学看護学部	
加瀬　裕子	早稲田大学人間科学学術院	
金川　克子	いしかわ在宅支援ねっと	
叶谷　由佳	横浜市立大学医学部	
亀井　智子	聖路加国際大学看護学部	
狩谷　明美	県立広島大学保健福祉学部	
萱間　真美	聖路加国際大学看護学部	
國安　眞理	社会福祉事務所とも	
河野あゆみ	大阪市立大学大学院看護学研究科	
小西かおる	大阪大学大学院医学系研究科	
佐々木明子	東京医科歯科大学大学院保健衛生学研究科	

島内　　節　人間環境大学看護学部
下田　信明　杏林大学保健学部
鷹田　佳典　早稲田大学人間総合研究センター
瀧澤　利行　茨城大学教育学部
田中　英樹　早稲田大学人間科学学術院
谷　　和久　社会福祉法人町田市福祉サービス協会特別養護老人ホームコモンズ
田沼　寮子　東京医科歯科大学医学部
辻　彼南雄　ライフケアシステム，水道橋東口クリニック
中山　優季　公益財団法人東京都医学総合研究所
長谷川　幹　三軒茶屋リハビリテーションクリニック
福井小紀子　日本赤十字看護大学看護学部
増田　和高　鹿児島国際大学福祉社会学部

第 2 巻　在宅ケアと諸制度
編集責任者　山田　雅子　聖路加国際大学看護学部

赤羽根秀宜　中外合同法律事務所
綾部　貴子　梅花女子大学看護保健学部
石田　博嗣　桜美林大学大学院老年学研究科
岩本　大希　ケアプロ
宇都宮宏子　在宅ケア移行支援研究所
岡田　直人　北星学園大学社会福祉学部
小野　ミツ　九州大学大学院医学研究院
笠原　幸子　四天王寺大学短期大学部
川崎千鶴子　社会福祉法人うらら　みずべの苑
神田　美佳　聖路加国際病院医療社会事業科
神部　智司　大阪大谷大学人間社会学部
木戸　芳史　東京大学大学院医学系研究科
工藤　禎子　北海道医療大学看護福祉学部

河野　　眞　杏林大学保健学部
小西かおる　大阪大学大学院医学系研究科
坂本　史衣　聖路加国際病院 QI センター感染管理室
佐々木静枝　社会福祉法人世田谷区社会福祉事業団
清水　由香　大阪市立大学大学院生活科学研究科
蘇　　珍伊　中部大学現代教育学部
玉川　　淳　内閣官房社会保障改革担当室
寺岡　佐和　九州大学大学院医学研究院
成田すみれ　社会福祉法人試行会青葉台地域ケアプラザ
橋本　卓也　大阪保健医療大学保健医療学部
畑　智惠美　四天王寺大学人文社会学部
畑　　亮輔　北星学園大学社会福祉学部

第3巻　在宅ケアとチームアプローチ
編集責任者　加瀬　裕子　早稲田大学人間科学学術院

安部　　猛　前・早稲田大学人間科学学術院

大蔵　　暢　トラストクリニック等々力老年医学センター

岡田　進一　大阪市立大学大学院生活科学研究科

加瀬　裕子　早稲田大学人間科学学術院

北島　洋美　日本体育大学体育学部

佐々木明子　東京医科歯科大学大学院保健衛生学研究科

杉岡眞由美　姫路医療生活協同組合

杉澤　秀博　桜美林大学大学院老年学研究科

高橋　正彦　かわさき記念病院

多賀　　聡　社会福祉法人日野市社会福祉協議会

多賀　　努　早稲田大学人間科学学術院

竹内　太一　在宅総合ケアセンター成城　成城リハケ
　　　　　　アプランサービス

田沼　寮子　東京医科歯科大学医学部

塚本　友栄　自治医科大学看護学部

長江　弘子　千葉大学大学院看護学研究科

永田　智子　東京大学大学院医学系研究科

成瀬　　昂　東京大学大学院医学系研究科

長谷川　幹　三軒茶屋リハビリテーションクリニック

原　　礼子　慶應義塾大学看護医療学部

久松　信夫　桜美林大学健康福祉学群

平原佐斗司　東京ふれあい医療生協梶原診療所

福島　道子　徳島文理大学大学院看護学研究科

増田　和高　鹿児島国際大学福祉社会学部

山路　　学　早稲田大学人間総合研究センター

横山　順一　日本体育大学社会福祉学研究室

Helli Kitinoja　Seinäjoki University of Applied Sciences

Jaakko Kontturi　City of Seinäjoki

第4巻　子どもを支える在宅ケア
編集責任者　小西かおる　大阪大学大学院医学系研究科

安道　照子　特定非営利活動法人エスビューロー

海老原宏美　呼ネット～人工呼吸器ユーザー自らの声
　　　　　　で～

及川　郁子　聖路加国際大学看護学部

大塚　義顕　独立行政法人国立病院機構千葉東病院

木原　秀樹　地方独立行政法人長野県立病院機構長野
　　　　　　県立こども病院

倉田　慶子　東京小児療育病院

河野　　眞　杏林大学保健学部

島田　珠美　川崎大師訪問看護ステーション

鈴木みちる　京都府立盲学校

田中　栄一　独立行政法人国立病院機構八雲病院

中山　優季　公益財団法人東京都医学総合研究所

南條　浩輝　かがやきクリニック

新家　一輝　大阪大学大学院医学系研究科

古川　恵美　畿央大学教育学部

牧内　明子　地方独立行政法人長野県立病院機構長野
　　　　　　県立こども病院

第5巻　成人・高齢者を支える在宅ケア
編集責任者　黒田　研二　関西大学人間健康学部

内田恵美子　日本在宅ケア教育研究所

梶井　文子　東京慈恵会医科大学医学部

亀井　智子　聖路加国際大学看護学部

萱間　真美　聖路加国際大学看護学部

北川　公子　共立女子大学看護学部

北野　誠一　特定非営利活動法人おおさか地域生活支
　　　　　　援ネットワーク

黒田　研二　関西大学人間健康学部

小西かおる　大阪大学大学院医学系研究科

佐藤美穂子　公益財団法人日本訪問看護財団

島内　　節　人間環境大学看護学部

白澤　政和　桜美林大学大学院老年学研究科

髙砂　裕子　南区医師会訪問看護ステーション

辻　彼南雄　ライフケアシステム，水道橋東口クリ
　　　　　　ニック

角田　　秋　聖路加国際大学看護学部

服部万里子　服部メディカル研究所

水上　　然　神戸学院大学総合リハビリテーション学部

村田　　伸　京都橘大学健康科学部

安彦　鉄平　京都橘大学健康科学部

山﨑　恭子　帝京大学医療技術学部

湯澤　八江　松蔭大学看護学部

第6巻　エンド・オブ・ライフと在宅ケア
編集責任者　長江　弘子　千葉大学大学院看護学研究科

岩城　典子　千葉大学大学院看護学研究科

上野　まり　公益財団法人日本訪問看護財団

内田　陽子　群馬大学大学院保健学研究科

大竹しのぶ　練馬区医師会訪問看護ステーション

岡部　明子　東海大学健康科学部

梶井　文子　東京慈恵会医科大学医学部

片山　陽子　香川県立保健医療大学保健医療学部

河原加代子　首都大学東京健康福祉学部

佐藤美穂子　公益財団法人日本訪問看護財団

島内　　節　人間環境大学看護学部

島村　敦子　千葉大学大学院看護学研究科

諏訪さゆり　千葉大学大学院看護学研究科

関本　　仁　中央大学文学部

谷垣　靜子　岡山大学大学院保健学研究科

谷本真理子　東京医療保健大学医療保健学部

辻村真由子　千葉大学大学院看護学研究科

長江　弘子　千葉大学大学院看護学研究科

福井小紀子　日本赤十字看護大学看護学部

福田　裕子　まちのナースステーション八千代

本田　彰子　東京医科歯科大学大学院保健衛生学研究科

吉田　千文　聖路加国際大学看護学部

吉本　照子　千葉大学大学院看護学研究科

目次

第1章

チームアプローチ総論

第 2 章

チームアプローチの実際

第3章

チームアプローチの事例

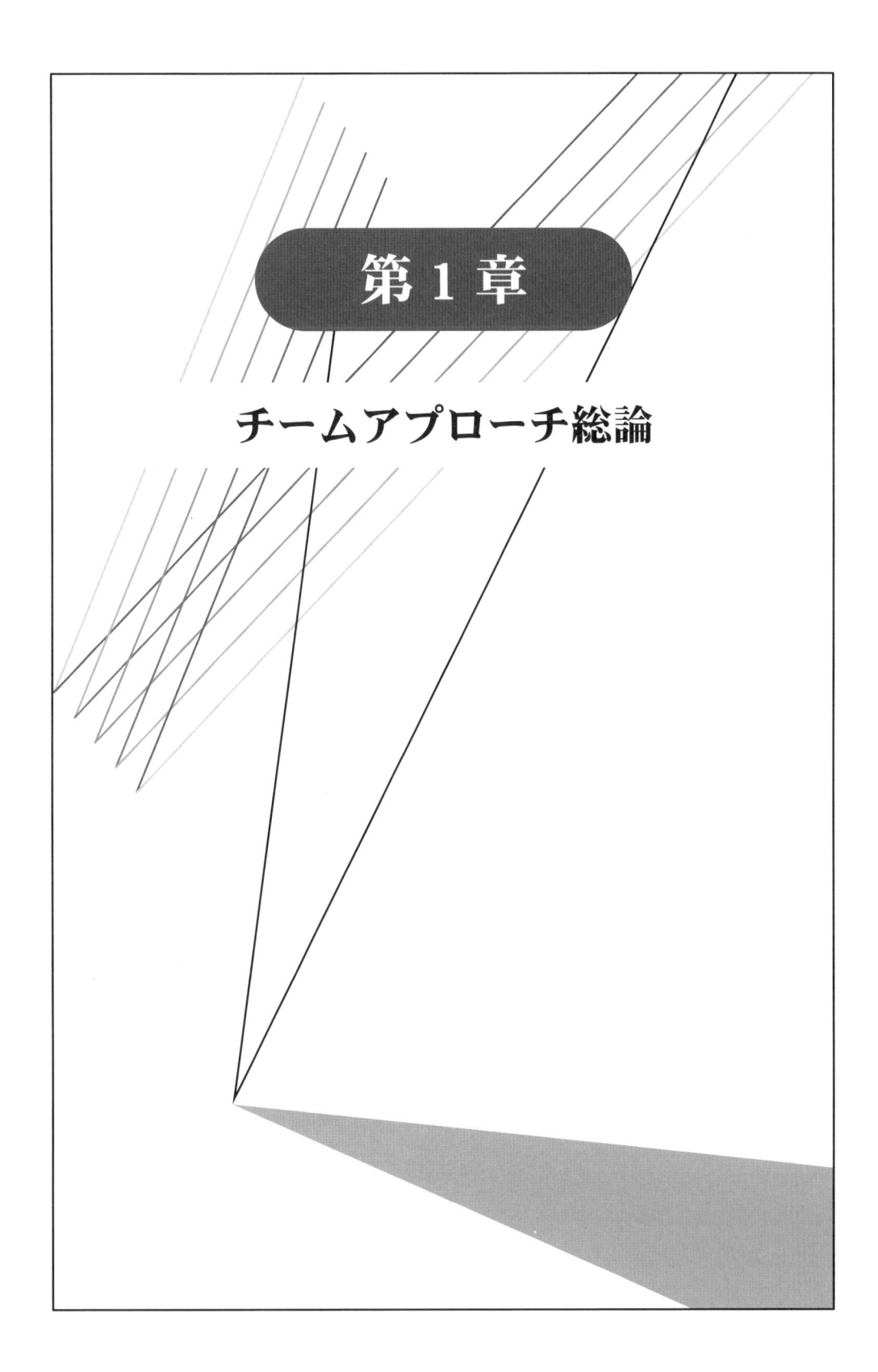

第1章

チームアプローチ総論

I.　チームアプローチの歴史と定義

1. チームアプローチと在宅ケア

チームアプローチは，医学領域では古くからその必要性が理解されていた．

データベース PubMed で team approach のキーワードで検索すると，最も古い論文は 1940 年に 1 論文あり，基礎医学と臨床医学の連携の必要性に関するものであった．その後 1950 年までは，検索できる文献は皆無であるが，1950 年代には毎年 2, 3 本の論文が検索され，1960 年代なかばには毎年 10 本以上の論文が検索できるようになる．

チームアプローチとよばれた，医師・看護師・パラメディカル専門職の協働行動は，初期には病院内のチーム運営であったが，しだいに医学的治療だけでは病気からの回復が見込めない特定の疾患（がんや精神疾患，小児医療，リハビリテーション等）の領域に広がっている．

しかし，本格的にチームアプローチの必要性が理解され，研究も増加していくのは，在宅ケアの広がりによるところが大きい．アメリカでは，身体や精神に障害を負う人々のケアの脱施設化が 60 年代に開始され，1963 年に発達遅滞施設と地域精神保健センター設置法が制定される．この法によって地域精神保健センターが設置され，メンタルヘルスの地域サービスが整備され始めると，州立精神病院の入院患者は半減し，発達障害や精神障害を負う人々が地域で暮らすようになる[1]．

こうして在宅ケアを必要とする人々が増大するとともに，地域ネットワークをつくるためのチームアプローチが必要となってくる．カナダでもバンクーバー等一部の地域で，精神病院が解体され，地域精神保健チームが精神障害のケアに責任をもつようになる．このような時代的背景を反映し，検索できるチームアプローチの文献も 1972 年に年間 32 と倍増する．

さらに，1980 年代になると高齢化の進む国では，増大する高齢者の長期ケアが医療費を飛躍的に膨張させることが問題となってくる．

アメリカでは高齢者医療保険（メディケア）に managed care が導入され，入院期間の短縮が目指される．また，同時に社会保障法改正により低所得者の医療扶助（メディケイド）を施設ケアだけではなく，在宅ケアにも使用できる政策がとられるようになる．これらの政策の特徴は，在宅ケアの提供と研究が結びついて実施されたことである．80 年代初頭に，アメリカの複数の地域で施設や病院から高齢者など長期ケアを必要とする患者を退院させ，地域で在宅ケアを行うパイロット事業が行われた．これらの事業のなかでは，チームによる在宅ケアサービスとそれを統合・調整するケースマネジメントを提供し，その効果測定が行われた．

イギリスでも，高齢者が長期にわたり入院をすることによって，本来の入院治療を必要とす

る者が入院できないという問題を抱えていた．この問題は，第二次世界大戦直後から無料の医療を提供することを目指してきた，国民保健サービス（National Health Service；NHS）を危機に陥れる事態であった．そこで，イギリスでは1990年に国民保健サービスおよびコミュニティケア法（National Health Service and Community Care Act）を成立させて，ケアマネジメントを組み込んだ在宅ケア政策が推進されるようになる．

　このように自宅と地域でのケアを行うチームの編成が進むと，チームアプローチの考え方も発展した．チームアプローチについての研究は，1980年代に発展期を迎え，PubMedでは，team approachのキーワードで検索できる文献は1980年以後年間100を超える．90年代になると，経営学の影響を受け，医療におけるチームアプローチに総合的品質経営（total quality management；TQM）や継続的質向上（continuous quality improvement；CQI）などの考え方も活用されるようになる．

　チームアプローチについては，2010年には年間1,000本を超える文献がPubMedで検索できるようになり，チームアプローチの考え方は複雑なニーズをもつ患者をケアするためには不可欠な概念となった．

2．わが国におけるチームアプローチ

1）わが国における在宅ケアの進展

　わが国における在宅ケアは，家族介護者が担ってきたが，高齢者の増加や核家族化の進展とともに戦前からの在宅介護の維持は困難になり，高齢者は治療の目的というよりは，介護力不足により長期的に入院する現象が生じた．この現象は，「社会的入院」とよばれた．

　1971年の中央社会福祉審議会答申「コミュニティ形成と社会福祉」では，地域基盤を再構築する必要性と同時に，コミュニティケアの必要性が提言された[2]．在宅ケアは，この時点で政策に概念として登場するが，老人医療費無料化や病院の付添婦費用公費助成制度によって，「社会的入院」が行われている実態は変わることがなかった．

　このような事態を打開し，老人医療費を削減するために，1981年老人保健法が可決成立し，70歳以上の医療費無料制度が廃止される．さらに，1986年老人保健法一部改正により，老人保健施設が設置され，高齢者の在宅復帰の中間施設と位置づけられたが，実態としては慢性期ケアの施設として機能し，病床数削減の目的は達せられなかった．

　こうして，在宅ケアの重要性は理解されながらも，実際には高齢者の社会的入院などの問題は解決されない事態が続いていた．大きな政策転換が起こるのは，消費税導入を契機とした，90年代以後である．高齢者の増大による社会保障予算確保を名目として，消費税法が成立した翌年，1989年に高齢者保健福祉推進10ヵ年戦略（ゴールドプラン）が策定された．ゴールドプランでは，市町村による在宅福祉対策の緊急実施，および施設の緊急整備が行われ，在宅福祉3本柱としてデイサービス，ショートステイの整備，ホームヘルパーの養成が計画された．

　1990年には「老人福祉法の一部を改正する法律」が公布・施行され，在宅福祉サービスを初

めて「社会福祉事業」として位置づけ，民間事業者の参入を認めた．これに伴い，社会福祉関連 8 法（老人福祉法・身体障害者福祉法・精神薄弱者福祉法・児童福祉法・母子及び寡婦福祉法・社会福祉事業法・老人保健法・社会福祉医療事業団法）も改正され，在宅福祉サービスは施設福祉サービスと共に市町村に一元化されることとなり，市町村および都道府県には老人保健福祉計画の策定が義務づけられた．

　また，在宅療養の推進を目指して 1991 年に老人保健法が改正され，老人訪問看護制度が創設され，老人訪問看護ステーションの開設が可能となった．当初は高齢者を対象とするものであったが，1994 年の健康保険法改正により，すべての在宅療養者を対象とすることになった．

　しかし，その後の在宅ケアの進展はいちじるしいとは言い難く，1994 年に新ゴールドプラン（高齢者保健福祉計画）が策定され，2000 年に新たにゴールドプラン 21 が策定されたが，在宅ケア利用者数の顕著な増大はなかった．訪問介護を利用する世帯数は，ほとんど増加せず，利用時間も週 2 時間が平均という状況が続いた．

　在宅ケアをめぐる事態が大きく転換するのは，2000 年の介護保険法施行以降である．同年には社会福祉事業法も「社会福祉法」に改正・改称され，自立支援，利用者による選択の尊重，サービスの効率化などを目指す方向性が示された．「介護の社会化」を目指した介護保険体制が開始されたことにより，利用者数は 3〜5 割増大し，特に在宅サービスの利用者の増大がいちじるしかった．法施行前の 1999 年度 10 月におけるサービス時間数と施行後 1 年半が経過した 2001 年 10 月のサービス時間数との比較では，訪問介護（ホームヘルプサービス）が 110％増，通所介護（デイサービス）が 75％増となっている[3]．

　しかし，介護保険制度利用が予想外に増大したことは，制度の持続可能性のうえからも問題視されるようになり，5 年後の制度見直しにおいて，予防重視型システムの確立，施設給付の見直し，新たな地域密着型サービス体系の確立，サービスの質の確保・向上，負担のあり方などが改定された．また，2006 年に高齢者への総合的な生活支援の窓口となる地域包括支援センターが設置され，自助・共助・公助の組み合わせによる地域ケア推進の役割を担うことになった．

　同じく 2006 年，障害者自立支援法（現・障害者総合支援法）が施行され，身体障害者，知的障害者，精神障害者，障害児を対象とした在宅サービスが，介護保険法と同様の理念の下に提供されるようになり，障害者の在宅ケアが推奨されるようになる．

　さらに，同年に厚生労働省は，自宅での看取りを推進する目的で，在宅療養支援診療所を診療報酬上の制度として設け，全診療所の約 13％が在宅療養支援診療所となっている．また，24 時間地域巡回型訪問サービスが導入されるなど，医療と介護の連携により，在宅療養者を支える仕組みが整備されつつある．

　最近では，在宅ケア推進の政策展開が加速している．2012 年には介護保険制度の改正が施行され，医療・介護・予防・住まい・生活支援サービスを切れ目なく提供することを目指す地域包括ケアシステムの構築が開始された．2013 年度からの 5 か年の医療計画では在宅医療について達成すべき目標や医療連携体制等を示し，在宅医療・在宅ケアの推進を図っている．同時に，

認知症施策推進 5 か年計画（オレンジプラン）を実施し，認知症ケアパスの作成・普及，認知症の早期診断・早期対応の方策，地域での生活を支える医療サービス，介護サービスの構築などを目指している．

2）わが国におけるチームアプローチ

わが国におけるチームアプローチも，在宅ケアの進展に伴い，その概念を広げてきた．

データベース医学中央雑誌でチームアプローチを検索すると，26,427 件抽出され，原著論文では 5,034 論文が検索される．いちばん古い論文は，1981 年の難病に関する在宅ケアに関わるものであり，約 1 年後にホスピスケアのチームアプローチの論文が発表されている．しかし，チームアプローチは難病ケアやホスピスケアの分野で特に発達したわけではなく，むしろその後，キーワードの組み合わせではチームアプローチとリハビリテーションの組み合わせで検索すると 9,128 件と，リハビリテーション分野でのチームアプローチの広がりが示唆されている．リハビリテーション分野以外には，がん患者へのチームアプローチも多く，次に高齢者へのチームアプローチが続いている．

医療においてチームアプローチの対象となってきた人々は，小児・がん患者・精神病や神経難病患者，リハビリテーションの必要な患者など，複数のニーズをもつ人々であった．複数のニーズをもつ人々の多くが，病院ではなく在宅で治療・介護を受けられるようになると，これらの人々のニーズの範囲はさらに広く可視化され，在宅ケアにおけるチームアプローチの必要性が一般にも理解されるようになる．

3．チームアプローチの定義

1）チームアプローチの定義と必要性

チームアプローチは，Brill N.[4]によると「個別の専門性をもつ人々の集団によって行われる仕事であり，これらの人々は個人の決定に責任をもち，共通の目的をもち，プランのための知識を分かち合い，包括的なものとなし，その決定による将来的な影響や，決定された諸行動についてコミュニケーションするために会合をもつ」行動である．

在宅ケアの進展がチームアプローチの進展と結びついている理由は，患者は地域においては生活者としてのニーズをもっていることに由来する．したがって，在宅ケアの目標は包括的なものとならざるを得ない．図 1-1-1 は，世界保健機構（World Health Organization；WHO）が示した地域リハビリテーション（community-based rehabilitation；CBR）の基本形であるが，医療だけではなく教育から社会的な面まで包括的なニーズに対応するものであることが示されている．

また，児童の在宅ケアのように発達を保障することが求められる領域ばかりでなく，医療ケアが中心となる高齢者の場合であっても，在宅ケアにおけるニーズは総合的で包括的である．アメリカのホスピスケアは，少数の入院を例外として，在宅での終末期ケアを業務とするが，

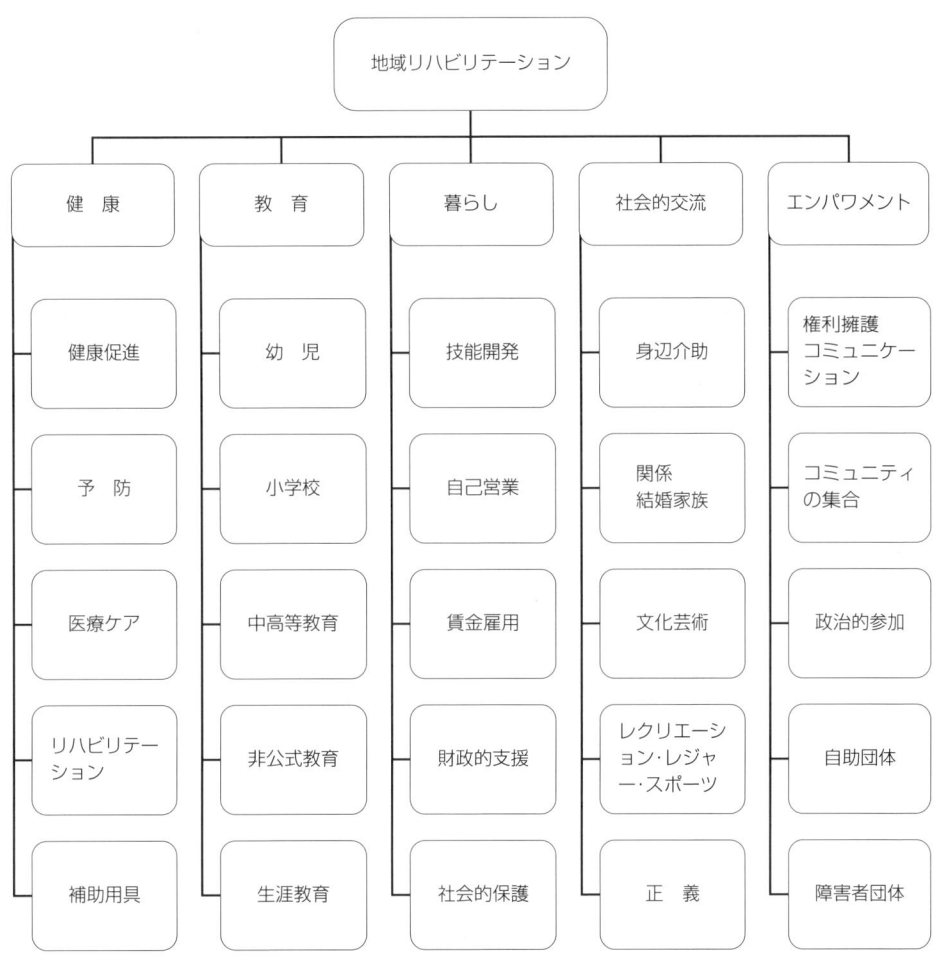

〔World Health Organization：Community-based rehabilitation；CBR guidelines. World Health Organization, Geneva, 2010〕

図 1-1-1　地域リハビリテーションの基本形

痛みのコントロールについてさえ，心理社会的なニーズや心の問題を重視し，24時間に200 mg 以上のモルヒネを必要とする患者に対しては，福祉職やチャプレン（宗教者）の訪問を推奨するホスピスも存在する[5]．

　病院は，治療の場であり，病院での生活は患者にとっては一過性のものにすぎない．しかし，在宅ケアでは患者の生活や生き方そのものを含めた目標を立て，その達成を目指さなければならないので，ひとつの専門職種によってできることではない．

2）チームアプローチと意思決定への参加

　チームアプローチの考え方を詳しくみていくと，内容が時代とともに変化していることに気づく．まず，多職種チームアプローチ（multidisciplinary team approach）という用語が 60 年代

に登場する．Drinka T. ら[6]によれば，ヘルスケアにおける multidisciplinary team とは「多様な知識と技能をもつ複数の医療専門職であり，患者とその介護者システムにサービスを提供するために，統合された一連の目標を分かち合い，コミュニケーションと知識の分かち合いとサービス調整を含む，相互依存の協働を行う」と定義されている．

Cott C.[7]によれば，multidisciplinary team は以下の仮説を前提として運営されるものである．

（1）チームメンバーは，チームのなかで役割や規範，価値を共有理解する．

（2）平等主義，協働，相互依存の方法で機能する．

（3）共有・協働するやり方で，意思決定を行うことによる複合的効果は，各自の専門性を個別に発揮して得られる効果よりも，患者にとってより大きい利益をもたらす．

Multidisciplinary team approach については，医学モデルのなかでのチームアプローチに用いられる場合が多く，一例を挙げれば，慢性的痛みの治療（ペインコントロール）の分野では multidisciplinary team approach の用語が使用されることが多い．マルチな次元からの診断，個別治療計画による早期介入，また，身体機能・生活の質（quality of life；QOL）・情緒的ストレスの改善によって痛みを軽減するケアを継続する multidisciplinary team approach の有効性が報告されている[8]．

多職種チームアプローチの次に登場する用語が学際的チームアプローチ（interdisciplinary team approach）であり，がんの治療に関する学際的チームアプローチの論文が 1968 年に初めて検索される．検索される論文数は，1979 年に 2 桁となり，2009 年には年間 100 本を超える．

多職種チームアプローチ（multidisciplinary team approach）と学際的チームアプローチ（interdisciplinary team approach）では大きな違いがないようにみえるが，「意思決定を分かち合う」という点が付け加えられたことは，チームアプローチを考えるうえで，意義が大きい．他の専門職の意見を加味することで，自らの専門的見解を変えることができて，初めて専門総合的なアセスメントが可能になるといえよう．リハビリテーションの分野でも，「外から見ただけではその内容が十分に理解できないような」複雑な問題を扱う場合には，チームを multidisciplinary team approach から interdisciplinary team approach に変えることが推奨されている[9]．

この意思決定の過程では，在宅ケアでは利用者やそのインフォーマルな支援者をチームの構成員と考える必要があるため，当事者や家族の意見も専門職の意見と同等に取り扱われなければならない．利用者中心のサービスという理念的な位置づけだけではなく，利用者や家族の意見によって専門職が見解を変更するような相互作用をもってこそ，学際的チームアプローチとよぶことができるといえよう．

3）チームアプローチとチーム構成員の役割関係

イギリスでは，interprofessional teamwork の概念を発展させて，分野横断的チームアプローチ（transdisciplinary team approach）という考え方が提唱されるようになった．1978 年に最も古い論文を検索することができる．

King G.[10]は，このチームアプローチは，専門領域の境界を超えて役割を分担するチームアプ

ローチだと述べたうえで，次のように説明している．

　「その特徴は，第一にアリーナ・アセスメントである．アリーナ・アセスメントでは，1 人の
ファシリテータを設定し，他の専門職が観察するなか，1 人または 2 人の専門職が本人とやり
取りを行う．出席者全員に役割があり，家族も，本人についての情報を提供するなど，役割を
果たすが，ときとして管理者的課題を果たすことが期待される．こうしてチームは，データ分
析と熟考する時間をもつことができる．

　第二に，異なった専門職からなるチームが，集中的で継続的な相互作用を行うことである．
このことによって，情報と知識，技能をプールし，交換しつつ，協働することが可能となる．

　第三に，最も大切でチャレンジしなければならない要素として，役割の解放がある．チーム
が文字通り分野横断的（transdisciplinary）なチームとして実践するためには，メンバーが各自
の専門性に基づく介入戦略を放棄することが求められる．この放棄は，その行動に説明責任を
果たすチームメンバーのスーパービジョンと支援の下で行われる．したがって，役割解放（role
release）の過程は，専門性の分担（他の専門職の価値観，知識，技能の分担）の過程であり，
適切なときに特定の役割を手放すことを可能にする信頼の過程である．役割解放は，家族に対
しても敬意をもって行われる．たとえば，家族は日常茶飯事での連携のために，適切な活動を
教育されることが可能である」[10]．

　さらに King は，神経性筋退行障害と診断された，生後 2 か月の小児の在宅ケアを例に挙げて
解説している．

　「イサベラは，筋肉が弱く，部屋を見回すために目を動かすことはできたが，首・胴体・腕を
動かすことはできなかった．両親が優先したことは，彼女にとって安楽な姿勢を見つけること
であった．プライマリ・セラピストは言語療法士であったが，理学療法士と相談し，支持つき
の横臥位で寝かせることがよいと判断し，それを試行した．身体のポジショニングは，スピー
チ言語療法の専門職が行う技術ではなく，役割解放の例である」[10]．

　しかし，役割解放を行う際には，それぞれのチーム構成員が自分の役割と他のチーム構成員
の専門性について明確な認識をもつことが前提となる．他職種の専門性を理解していなけれ
ば，役割解放をすることはチームに混乱をもたらす原因となる．

　わが国においては，これらのチームアプローチが厳密に使い分けられているわけではない
が，役割分担についての視点から在宅ケアチームを再考することは，実践からも役立つことで
あると思われる．それぞれの専門職が，固有の専門性を理解し，協働する意味を理解すること
がチームアプローチの基盤である．

　表 1-1-1 に，24 時間在宅ケアを行う際の訪問介護と訪問看護の役割について示した．生活援
助が訪問介護，また看護と医療処置が訪問看護の独自の専門領域であるとすれば，身辺ケアは
相互に分担する領域である．生活援助については，家族の代わりとして行うとの考え方が伝統
的に存在したために，非専門的領域と考えられてきた歴史があるが，住環境のアセスメント・
調整等は災害から命を守る第一義的な領域であり，生活援助が専門性をもつことを示している
といえよう．

10

表 1-1-1　24時間在宅ケアにおける看護と介護の役割

	生活援助	身辺ケア	看護と医療的処置
日勤 9〜17時	衣食住を中心とするアセスメント 病状の確認 治療食・健康食の提供（献立計画，栄養計画，他機関や家族との調整，食材の確保，購入代行，調理，片づけ） 住環境の維持・管理（危険箇所のチェック，生活空間の整理・整頓，清潔の保持，転倒防止等住環境改善の助言，寝具・ベッドの調整，清掃，ガス・電気・水道の使用についての助言・管理，ゴミの処理） 衣生活の維持・管理（被服計画，危険要素のチェック，被服の調整，補修，衣類の整理・整頓，清潔の保持）	生活状態のアセスメント 清潔介助（洗面，口腔ケア，全身/部分清拭，洗髪，入浴介助，陰部洗浄，手浴，足浴，義歯の手入れ） 更衣，整容（整頓，爪切り，ひげそり等） 食事介助（水分補給も含む） 排泄介助（トイレ介助，おむつ交換など） ベッドからの起きあがり 歩行・車いすなど移動の介助 体位変換 機能訓練の介助 補助器具の使い方指導 通院介助	病状の観察・判断 栄養評価 栄養指導 経管経腸栄養法の管理 IVH（intravenous hyperalimentation；中心静脈栄養法）の管理 膀胱留置カテーテル管理 腹膜透析の実施 呼吸器管理，呼吸のケア（吸引，吸入，体位ドレナージ，タッピング等） 服薬指導，服薬介助 自己注射の介助 排泄コントロール，スキンケア（褥瘡処置を含む） ストマ管理（消化管/尿路） 対症看護 緊急対応 薬品・衛生材料チェック 各種検査の実施 吸引器・吸入器・酸素濃縮器等医療器具チェック
夜勤 17〜22時	衣食住を中心とするアセスメント 治療食・健康食の提供（献立計画，栄養計画，他機関や家族との調整，調理，片づけ） 住環境の安全確認（夜間照明のチェック，トイレ・ベッドまわりの整頓，暖冷房器具のチェック，電気・ガス・水道のチェック，戸締まり） 衣類の安全確認	生活状態のアセスメント 清潔介助（就寝前の洗面，口腔ケア，手浴，足浴など） 食事介助（水分補給も含む） 排泄介助（トイレ介助，おむつ交換など） 更衣 整容 歩行・車いすなど移動の介助 ベッドへの誘導 体位変換	病状の観察・判断 経管経腸栄養法の管理 IVHの管理 呼吸のケア（吸引・吸入，体位ドレナージ，タッピング等） 服薬指導 服薬介助 腹膜透析の実施 スキンケア（褥瘡処置を含む） ストマ管理（消化管/尿路） 対症看護 緊急対応
深夜 22時〜		排泄介助（準夜/早朝の対応に加えて必要がある場合のみ） 体位変換（褥瘡発生のリスクが高い場合のみ） 水分補給（発熱時など脱水のリスクが高い場合に）	病状の観察・判断 呼吸のケア（吸引等） 対症看護（発熱・疼痛等） 緊急対応（病状急変時）
早朝 5〜9時	治療食・健康食の提供（献立計画，栄養計画，他機関や家族との調整，調理，片づけ） 住環境の調整（トイレ，ベッドまわりの整頓，室温の調整，換気，ゴミの処理）	生活状態のアセスメント 清潔介助（起床時の洗面，口腔ケア，陰部洗浄など） 更衣・整容（整髪など） 食事介助（水分補給も含む） 排泄介助 ベッドからの起きあがり 歩行・車いすなど移動の介助 デイケアへの送り出し	病状の観察・判断 経管経腸栄養法の管理 IVHの管理 インスリン注射等腹膜透析の実施 呼吸のケア（吸引，吸入，タッピング等） スキンケア（褥瘡処置を含む） 服薬介助 ストマ管理（消化管/尿路） 対症看護 緊急対応

〔山田雅子著，村嶋幸代編：始めよう！　24時間訪問看護・介護．129，医学書院，東京，1996の表6-1に加筆〕

　また，褥瘡の改善や排便のコントロールは，基本的には食物の摂取によって保障されるものであり，在宅での適切な食事の提供には専門性を求められる．なぜならば，利用者が食欲を増して積極的に摂取するための環境づくりには，高度な技術が必要だからである．褥瘡の予防・治療ひとつをとっても，看護と介護が協働することが必要であることが分かる．これに家族との関係など本人の生活意欲に関連する諸要因が働くので，看護と介護以外の専門職の関わりが必要となる場合も多い．

　チーム構成員が相互に専門性を理解し，尊重すること，さらには役割を他の専門職と分かち合うことが重要である．分野横断的（transdisciplinary）なチームばかりでなく，柔軟なチームアプローチを行おうとする際には，前提となる条件といえよう．

II.　在宅ケアチームの責任と役割

1.　在宅ケアチームの責任

　在宅ケアにおけるチームアプローチとは，複数のニーズをもつ人々が，さまざまな生活の側面で健康で文化的な生活を送れるように，本人と家族を中心に，領域の異なる複数の専門職がインフォーマルな支援を含むネットワークを形成し，包括的な調整されたケアを提供する方法である．Weil M. ら[11]はケースマネジャーの責任を，クライエントに対する責任だけではなく，サービス・ネットワークに対する責任，およびケースマネジメント事業に対する責任という観点から述べている．つまり，ケースマネジャーは地域のシステムとして事業の発展に寄与する責任があり，ケースマネジャーの計画策定・調整・評価はチームや事業についても行われなければならない．

　超高齢社会であるわが国において，在宅ケアの推進は政策的な重要課題であることは，すでに述べたとおりである．在宅ケアチームには，利用者に的確なサービスと支援を提供することと同時に，効率的で効果的な地域包括ケアへの道を示すことが求められている．本人に対する責任とともに，家族やインフォーマルな支援者を支える責任，チームを成長させる責任，地域に対する責任があるといえよう．

1）サービス利用者本人に対する責任

　在宅ケアチームは，すでに述べたように，患者・利用者の生活全体が適切な状態となるように配慮する．在宅ケアの利用者には複数のニーズをもつ者が多く，それらのニーズは医療や福祉，教育といった異なるサービスシステムの境界を越えて存在する．在宅ケアチームは，利用

者の生活のどのような場面，どのような時間帯でも基本的ニーズが充足されているようにする責任を果たさなければならない．

同時に，本人の自己ケア能力の向上を促し，自分で充足できるニーズの範囲を広げるように自己成長を促す責任がある．

2）インフォーマルな支援者への責任

患者・利用者のまわりの家族・友人・近隣の人のなかには，正式なサービス提供者ではないが，自然発生的に本人を支援しようとする者が少なからず存在する．そうした人々はインフォーマルな支援者とよばれ，インフォーマルなケアは在宅ケアにとって不可欠な要素である．さらには，介護保険は「介護の社会化」を目指してはいるが，サービスシステムとしては家族の支援を前提としているため，家族の支援なしに在宅生活の維持は困難である．

また，本人の在宅生活継続の意欲はこれらのインフォーマルな支援者によって支えられる場合も多く，インフォーマルな支援者の役割が評価され，ケアプランにインフォーマルケアを組み込むことが政策的に推奨されている．

しかし，家族などインフォーマルな支援者が力量を発揮するためには，インフォーマルな支援者を支援する専門家集団が必要である．インフォーマルな支援者は過大な役割を与えられれば，バーンアウトする可能性が大きい．適切な役割をもって在宅ケアチームに迎え入れ，専門職が支援することで役割を果たせるように援助しなければならない．それが在宅ケアチームの責任である．

3）在宅ケアチームの専門職への責任

在宅ケアチームは，在宅ケア活動を行う過程で，各構成員に専門職としての達成感とチームへの信頼を築いていくことができる．利用者へのサービス提供を急ぐあまり，他の専門職チーム構成員への配慮を欠いた行動が生じないように注意し，チーム構成員の結束力を高めることが必要である．

各構成員が，自分の所属する専門職種全体を代表するわけではなく，経験が少なく技能が不十分な専門職がチーム構成員となることもある．そうしたチーム構成員の成長を保障し，個別の利用者に対するケア活動を成功させるなかで，強力なチームを育て上げることを目指さなければならない．患者・利用者へのサービスを急ぐあまりチーム内の信頼関係を壊さないように留意し，チームの課題遂行（performance）と同時にチームとしての維持強化（maintenance）を図ることが重要である．

4）地域に対する責任

在宅ケアは，施設ケアや入院治療で行われていることを自宅で提供するため，財政的にも割高となる可能性が高い．ただし，早期発見や日常生活での支援を通じて，患者・利用者の重篤化を防ぎ日常生活動作（activities of daily living：ADL）を維持することができるのは，在宅ケア

チームの利点である．在宅ケアを強化することによって医療・介護の財源を有効活用する政策が推進されていることは，すでに述べたが，地域の実情に合わせて柔軟に在宅ケアのあり方を考えなければ，効果的効率的在宅ケアを構築することはできない．地域の患者・利用者と家族，インフォーマルな支援者，ケアチーム構成員の実情を把握しているのは，在宅ケアチームである．

　介護保険体制や障害者総合支援法体制は，転換期を迎えているといっても過言ではない．地域で充足されていないニーズや効果的ではないサービスなど，具体的経験から得た情報を発信し，地域住民とともに在宅ケア事業を改善・開発していくことは，在宅ケアチームの責任である．健康で住み続けられる地域づくりをするには，なにが必要かを念頭においた在宅チームケアが求められている．

2．在宅サービスチームの役割

　在宅ケアチームは，患者・利用者の生活全体にわたり，専門総合的な判断を求められることになる．その過程は，アセスメント・ケア計画の策定・サービスの実施・評価へと続く．

1）在宅ケアチームによるアセスメント

　(1) ニーズに基づくアセスメント

　患者・利用者のニーズの全容を見極め，そのニーズに本人がどの程度対応できるか，インフォーマルな支援者が対応できる範囲，また，フォーマルなサービス提供者集団の力量と対応できる範囲を見定めることが必要である．

　(2) 全体的で包括的なアセスメント

　患者・利用者のニーズは，生存・安全のニーズから社会的関係をもちたいというニーズ，さらには創造的・生産的活動をして自己実現をしたいというニーズまで含んでいる．ニーズの領域の多様性に対応して，アセスメントは全体的で包括的でなければならない．すでに述べた世界保健機構（World Health Organization；WHO）の地域リハビリテーションの基本形をみると，健康・暮らし・社会的交流（社会参加）・エンパワメントを含む多領域のニーズを把握することが求められている．

　(3) 学際的なチームによるアセスメント

　すでにアリーナ・アセスメントについて述べたが（第1章I．3．チームアプローチの定義），各専門職が自由に専門的意見を述べて，ニーズの優先順位をチーム全体で決めることが重要である．

　(4) 過渡的なアセスメント

　アセスメントは，ある時点での情報に基づきケアの課題を明確にすることである．本人の状態の変化や全体的状況の変化によって，随時変更されるべきものである．

　(5) 情報システムとしてのアセスメント

　アセスメントは，結果が記録されるものであり，一定の様式で残されるならばデータとして

蓄積することが可能である．こうした情報資料は，エビデンスとして活用することによって，在宅ケアチームの効果測定やサービス制度の改善に役立てることができる．

（6）本人と家族が参加するアセスメント

患者・利用者には，自分の生活を自己決定する権利があり，患者・利用者も在宅ケアチームの構成員と考えるべきである．家族も在宅ケアに欠かせない人々であり，チーム構成員であるが，同様にインフォーマルな支援者もチームの一員と考えるべきである．したがって，本人とインフォーマルな支援者も会議に参加し，自分のニーズについて意見を述べ，チームの意思決定に参加することが保障されなければならない．

2）ケア計画の策定

ニーズに当面の目標・長期的目標・各専門職の作業プロセス・役割分担を明確にするケアチームの役割は，ケア計画の策定といわれる．チームは，ケア計画の策定にあたっては以下のことに留意する．

①支援体制の全体像と方針・目標を明確にする．
②チーム構成員の役割と責任を明確にする．
③作業日程と分担を明確にする．
④各構成員をケア計画実施に向けて動機づける．
⑤実施後評価を行う指針となるようなケア計画とする．

各構成員がケア計画実施後の病状・ADL・生活がどのように変化するか，イメージをもてるようになることが，この段階では大切である．

チームアプローチでは，各構成員が全体像と目標を把握していなくては，自分が行っている作業の意味を見失う，あるいは自分が分担された役割遂行に専心することができなくなってしまう．特に，インフォーマルケアを分担する家族や支援者は，専門職が後方支援の役割を担うと，予想以上の能力を発揮する場合が多い．チーム内部のグループダイナミックスによって，チームケアを成功に導くことができる．

3）サービスと支援の実施

ケア計画に基づきサービスを実施する段階では，各構成員が独自に仕事をすることになるが，学際的な在宅ケアチームは，その後に患者・利用者についての見方を共有するために会合を行う．各構成員が収集した情報を交換し，議論を行う過程でアセスメントは修正され，ケア計画に再統合される．

また，各構成員は，同時進行的にケアサービスの提供と計画のモニタリングを行っているため，分担された役割について他の職種と葛藤し，摩擦を生じること，またはチームに不信感や疑念をいだくことがある．チームは，構成員からの批判を受け止め，チームの結合力を強化する努力を行う．

Auvine B. ら[12]は，集団内の葛藤を解決する方法について以下のことを提案している．

①競争よりも協力が勝るという期待にこたえることをチームの決まりとする.

②発想を共有する.

③構成員の感情と展望を尊重する.

④すべての構成員の寄与を促進する.

⑤すべての参加者の権限を平等にする努力をする.

⑥意見の不統一はチームワークの当然の要素であり，解決可能であると考える.

チーム構成員が目標と作業プロセスを明確に認識し，それに向かって専心することが重要である．その基盤には，日ごろからの信頼関係の形成や報告・連絡・相談等，コミュニケーションの重要性の理解が求められる.

4）在宅ケアチームの評価

Hackman J.R.[13]は，集団行動の効果を次の3基準で示すことを提唱した.

①集団の生産出力，組織内の評価者やクライエントの評価基準を満たす職務遂行の成果

②集団の職務遂行単位としてのまとまりの状況

③集団行動の経験が構成員個人に及ぼした影響

在宅ケアチームの職務遂行過程を，Hackman の議論を参考に図示すると，図1-2-1 のようになる．チームの職務遂行能力は，個人レベル・集団レベル・環境レベルの3要素からどのような供給（インプット）があるかによって規定される.

個人の能力が高い場合でも，集団の凝集性が低い，あるいは会議への出席が保障されないなどの環境的な問題があれば，チームの職務遂行結果（アウトプット）は良好ではないかもしれない．しかし，チームが相互作用を起こす過程で，集団としての向上や，構成員個人が行動変容することが可能となる．そのためには，各構成員が相互作用のプロセスで学ぶ機会を得るなど，チームアプローチについて理解を深める経験をすることが重要である.

利用者の病状・ADL・生活を改善するという第一義的な目標だけでなく，チーム全体の成長と構成員個人の成長に配慮した職務遂行（相互作用）を行うことが，チームアプローチを成功させるカギである.

3．チームアプローチの調整

すでに述べたように，学際的チームアプローチによる在宅ケアやサービス提供を行う場合には，チームは，調整機能をもたなければならない．アセスメント会議では，チーム内部の意見を調整する推進役が必要である．サービスと支援を提供する段階では，各構成員の連絡調整を行う役割をだれかが行わなければならない．このようにして在宅ケアの進展とともにチームアプローチも進展したと同時に，そのマネジメントを行う職種が登場した．80年代のアメリカでケースマネジャー，イギリスでは90年代にケアマネジャーとよばれる職種が患者・利用者のケースごとに在宅チームの架け橋となって，連絡調整の役割を果たすようになった.

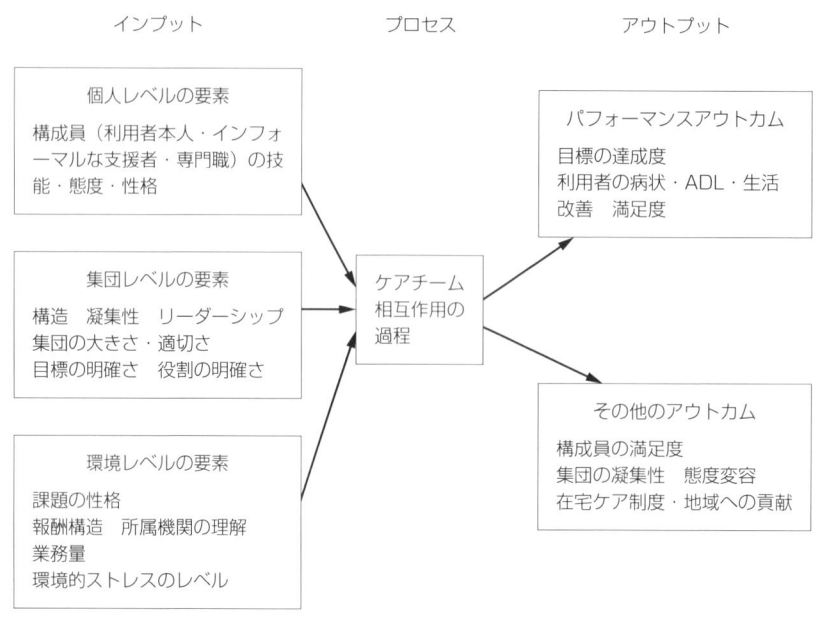

インプット　　　　　　　　プロセス　　　　　　アウトプット

個人レベルの要素
構成員（利用者本人・インフォーマルな支援者・専門職）の技能・態度・性格

集団レベルの要素
構造　凝集性　リーダーシップ
集団の大きさ・適切さ
目標の明確さ　役割の明確さ

環境レベルの要素
課題の性格
報酬構造　所属機関の理解
業務量
環境的ストレスのレベル

ケアチーム相互作用の過程

パフォーマンスアウトカム
目標の達成度
利用者の病状・ADL・生活改善　満足度

その他のアウトカム
構成員の満足度
集団の凝集性　態度変容
在宅ケア制度・地域への貢献

図 1-2-1　在宅ケア・チームアプローチ分析の枠組み

　わが国でも，介護保険サービス利用者ごとにケアマネジャーが 1 人選任されるが，介護保険内のサービス調整だけに終始する現状である．2005 年の介護保険改正にあたっては，入院や退院にも対応できる継続的・包括的ケアマネジメントの必要性が強調されたが，言い換えるならば，継続的・包括的でないケアマネジメントが行われていることを認めざるを得ない状況であった．その後，在宅診療が強化されたが，ケアマネジャーが在宅医療と連携するうえでは困難が多く，家族が医療サービスと介護サービスの連絡調整を行わなければならない状況は続いている．

　介護保険のシステムの下で機能する在宅チームケアではなく，医療システムや介護システム，福祉システム，住宅システム，所得保障システム，地域住民システムなどのシステム間を超えてチームアプローチが展開されることが求められている．

【第 1 章 I～II．文献】
1）Butts HF：Deinstitutionalization. *Journal of the National Medical Association*, **71**（4）：397-399（1979）．
2）中央社会福祉審議会：コミュニティ形成と社会福祉（答申）．昭和 46 年 12 月 11 日．
3）厚生労働省：全国介護保険担当課長会議資料（平成 14 年 6 月 4 日）（http://www.mhlw.go.jp/topics/kaigo/kaigi/020604/1-1.html，2014.6.1）．
4）Brill N：Teamwork；Working together in human services. 10, J. B. Lippincott, Toronto（1976）．
5）Penner N, Snyder V：When the patient's pain is more than physical. NHPCO NewsLine May, 2014（http://www.nxtbook.com/mercury/nhpco/Newsline_201405/#/4, 2014.6.1）．
6）Drinka T, Ray RO：An investigation of power in interdisciplinary health care team. *Gerontology and Geriatrics Education*, **6**（3）：44（1987）．
7）Cott C：Structure and meaning in multidisciplinary teamwork. *Sociology of Health & Illness*, **20**（6）：851

（1998）.

8） Pergolozzi J, Ahlbeck K, Aldington D, et al.：The development of chronic pain：physiological CANGE necessitates a multidisciplinary approach to treatment. *Current Medical Research and Opinion*, **29**（9）：1127-1135（2013）.

9） 長岡正範：リハビリテーション医学の考え方．順天堂医学，**50**（2）：133-146（2004）.

10） King G, Strachan D, Tucker M, et al.：The application of a trans disciplinary model for early intervention services, *Infant & Young Children*, **22**（3）：211-223（2009）.

11） Weil M, Karls J：Historical origins and recent developments in case management. *In* Case management in human service practice, ed. by Weil M, 1-28, Jossey-Bass, San Francisco（1985）.

12） Auvine B, Densmore B, Extrom M, et al.：A manual for conflict resolution. The Center for Conflict Resolution, Madison, WI（1978）.

13） Hackman JR：The design of work teams. *In* Handbook of organizational behavior, ed. by Lorsch JW, 315-342, Englewood Cliff, NJ：Prentice-Hall（1987）.

（加瀬裕子）

III.　高齢化先進国における在宅ケアと
チームアプローチの展開
──フィンランド・セイナヨキ市における在宅ケアのチームアプローチ──

1.　はじめに

　在宅ケアの主役は，利用者自身とその家族である．疾患をもち医療処置を受けながら，住み慣れた自宅で生活するためには，多くの医療・保健・福祉・介護のスタッフの関わりが重要となる．このため，在宅ケアにおけるチームケアや多職種の連携・協働体制づくりは重要な課題[1]とされている．

　わが国におけるチームアプローチに関して，野中[2]は1970年代に「チーム医療」の第一次ブームが起こり，1995年から医学中央雑誌のキーワードとして「チーム」が成立するようになったころが第二次ブームであり，2000年に高齢者介護保険制度が成立してのち，チームワークと銘打った書籍の出版が増加し，現在の第三次ブームに至っていると述べている．このように，わが国では2000年以降，チームアプローチが発展してきている．これらは，1970年の老年人口割合が7.1%，1995年の12.1%，2000年の14.6%と相対するものであり，2012年の24.1%[3]を迎えた現在，超高齢社会においては，在宅ケアにおいて必要不可欠なアプローチといえよう．

　わが国の人口高齢化は先進諸国のなかでも極端に早いスピードである[4]が，欧米諸国においても高齢化は着実に進行しており，在宅ケアにおけるチームアプローチはいずれの国においても重要である．

　本稿では，2012年に65歳以上の人口割合が18.5%，80歳以上の人口割合が5%（2010年経

済協力開発機構〈Organisation for Economic Co-operation and Development；OECD〉平均はそ
れぞれ 15％，4％）と OECD 諸国のなかでも高齢化が進行しており[5]，他国に先駆けジェロノ
ミスト（Geronomist：高齢者のヘルスケアと福祉を融合した 3 年半の学士プログラムでの教育
を受けた専門職）の人材養成と実践を取り入れた高齢者ケアを行っているフィンランドの在宅
ケアにおけるチームアプローチに焦点をあててみたい．

2．多職種協働としての在宅ケア

　フィンランドは，北欧型の社会福祉・地域保健看護システムをもつ福祉先進国であり，その
ノウハウは「フィンランド型福祉」とよばれ，世界的にも注目されている．その特徴としては，
子どもや障害者，高齢者まですべての国民が社会性をもちながら自立した生活ができるよう，
国を挙げてサポート事業を推進していることである．
　フィンランドの在宅ケアは，ヘルスケアと社会福祉の専門職者によって提供されている．在
宅ケアには，身体的なケアや個人の特性に応じたケア，モニタリングや管理監督，ケアマネン
ジメント等が含まれる．また，予防訪問や健康の増進，退院後の在宅ケアや在宅での急性期ケ
ア等も含まれている．在宅ケアは家族介護者やボランティアの介護者によって支えられてい
る．また，医療・看護・介護・リハビリテーション・栄養・口腔ケア・フットケア・メンタル
ヘルスケア・高齢者学・高齢者用の工学技術やその他の分野の専門職者を含む複合的なもので
ある．利用者と専門職間のコミュニケーションが最も重要であるが，公的な介護サービスの提
供者と私的な介護者やさまざまなサービスの統合も重要である[6]．
　1990 年から先進国では，複雑化したケアニーズに対応するため，高齢者ケアにおいて保健・
福祉サービスの統合が推進されている．わが国においては，1990 年に老人福祉法等福祉 8 法の
改正の一環として老人保健法が改正され，老人福祉計画を一体のものとして策定すべきことが
規定され[7]，保健と福祉が統合化された政策が推進されている．北欧のスウェーデンにおいて
は，1992 年の「エーデル改革」を通じて，福祉と保健・医療の統合的推進が図られている[8]．
フィンランドにおいては，健康保健省が 1990 年代に在宅ケアサービスを提供する新しい組織
としてヘルスケアサービスと社会福祉サービスとの連携を推奨した．ケアサービスプランは，
ヘルスケアと社会福祉サービスの専門職者による協働の手法が主流となった．その目的は，75
歳以上のほとんどすべての高齢者が，公的な在宅ケアサービスの利用によって自宅で生活でき
るようにすることであった[9,10]．また，連携した組織による在宅ケアサービスの提供を受けた利
用者の満足度がより高まったことも報告されている[11]．在宅高齢者のためのサービスは，2 つ
の異なる組織から提供されている．「ソーシャルケア組織におけるホームケア」と「ヘルスケア
組織における在宅ケア看護」である．利用者のために協働することが当時のケアシステムにお
いては容易ではなく，高齢者への日々のケア業務は，2 つの異なる事業所から提供され，適切
なサービスプランを立案することも困難であった．そのため，双方の話し合いの不足や，資源
の無駄遣いを引き起こしていた．

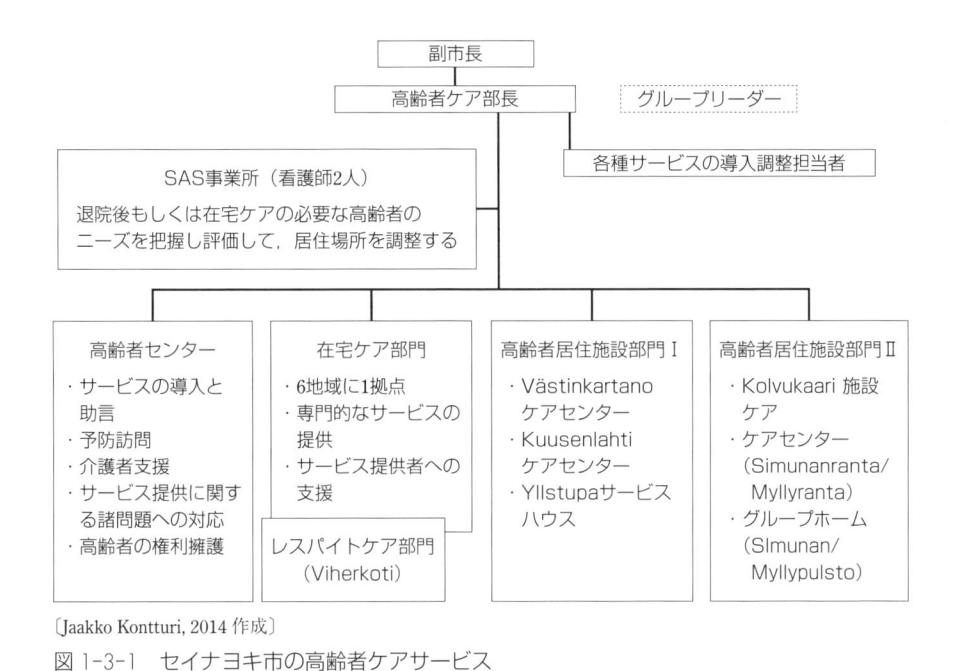

〔Jaakko Kontturi, 2014 作成〕

図 1-3-1　セイナヨキ市の高齢者ケアサービス

　2004 年に制定された，ソーシャルケアとヘルスケアに関する新しい法律[12]は，同一組織から
の看護と介護の 2 つのサービス提供の計画立案を可能にした．フィンランドのセイナヨキ市の
新たな在宅ケア事業所は，2006 年の初めに高齢者ケアの一環として設立された．セイナヨキ市
では，ソーシャルワーカーの有資格者である副市長の下，高齢者ケア全体を束ねる高齢者ケア
部長が配置され，6 つの部門が設置された．高齢者が在宅で生活を続けるための調整を行う
SAS（フィンランド語の Selvitä，Arvioi，Sijoita のそれぞれの頭文字を示す）事業者や各種サー
ビスの導入調整担当者，実際に高齢者が地域で生活し続けるために必要なサービスを提供する
高齢者センターや在宅ケア部門，在宅での生活が困難になった高齢者のための 2 つの高齢者入
居施設部門である（図 1-3-1）．特に新設された在宅ケア部門は，心理的・物理的に可能な限り
利用者に近い場所に配置するため，市内を 6 つのエリアに分け，それぞれの地域事業所として
組織された．

3．チームアプローチによる在宅ケアの発展

　2008 年にフィンランドの社会健康省は，高齢者のためのサービスの質の確保のための勧告を
発表した．この勧告では，75 歳以上の高齢者，特にいかなる公的なヘルスケアもソーシャルケ
アも利用していない者への予防訪問を，市町村からのサービスに含むこととされた．異なる専
門職者間の協働が目指す目的やその成果は，高齢者の予防的なヘルスケアや健康増進に関する
知識を増やしていくことであった[13]．高齢者センターはその開発プロジェクトの一部として設
立され，現在は，セイナヨキ市の高齢者へのヘルスケアサービスと社会福祉サービスを扱って

いる.

　高齢者センターは，セイナヨキ市における高齢者のための案内と情報サービスの拠点である．高齢者センターの役割は，次のとおりである．

　　①高齢者向けの経済的支援と経済活動に関する情報提供

　　②サービス提供のための，高齢者のニーズに関しての評価とアセスメント

　　③健康の保持増進を目的とした予防訪問の実施

　　④在宅介護を行っている介護者や家族に対する支援

　　⑤ソーシャルワーカーによる情報とサービスの提供

　　⑥緊急通知システムサービスとその情報提供

　　⑦認知症専門看護師によるアセスメントと情報提供・支援の実施

　高齢者センターに勤務するスタッフは，保健師，認知症ケアの専門教育を受けた看護師およびソーシャルワーカー等の5人の保健福祉の専門職者で構成されている.

　1990年代から多くの市町村で，多職種による複合的なチームでの協働の手法により，在宅ケアと訪問看護サービスを統合するための多くの努力がなされてきた．しかし，チームアプローチの実践には利用者主体の志向性をもった組織の発展や固有の文化，新しい勤務方法，評価や質の保証の開発が必要である[14~16]．利用者のためのチームアプローチでは，さまざまな分野から複数の専門職者によるサービスを提供している．また倫理的な意思決定には，多職種による協働がより効果的であることが明らかにされている．チーム間の実務レベルでの相互協力も，サービス提供における柔軟性とチームにおける学習の可能性を提供する[11,17].

　チームアプローチの実践では，個人と専門職者の資源を強化し，資源の有効活用を増強する．同様に，専門職者の能力をより高めることができる．良好な協働やコミュニケーションだけでなく，チームのメンバー間で目的や価値観を同じくすることは，効果的なチームアプローチのために重要である．チームのメンバーは，ケアの質の向上のために互いの特別な専門知識を活用しあう必要がある．また，互いを尊重しあい，協働のために業務を委ね，支援を引き継いでいく必要がある.

　チームアプローチによる在宅ケア業務の発展に関する研究では，チームアプローチは在宅ケアにおける業務の再編やルーチンワークの整理にあたって，よい方法であることが明らかにされている．チームアプローチの発展における基本的なプロセスは，継続的な共通のディスカッション，継続評価，フィードバックプロセスとケアマネジメントの改善である．この研究は，在宅ケアにおけるチームアプローチをアクション・リサーチの手法で検証してきた．それを踏まえたこのリサーチプロセスの主な目的は，チームの組織編成とチームアプローチの発展のモデル形成である[18]．チームアプローチの発展段階においては，混乱―闘争―協力―委託などのさまざまな段階を確認することができる[19].

4．セイナヨキ市における在宅ケアの活動方法の一環としてのチームアプローチ

　在宅ケアにおけるそれぞれの利用者のための個別ケアとサービス計画は，チームアプローチにより作成される．アメリカにおいては，1980年代から多目的高齢者サービスプログラムにおいて初回アセスメントは看護職とソーシャルワーカーの2人で実施することがアセスメント/プランの要件として定められている[20]．フィンランドにおいても，計画を立案するためには2人の専門職者（ソーシャルワーカーかジェロノミストと保健師か看護師）は共同で利用者の自宅を訪問する．そして，利用者のニーズ，利用者の自宅での対処能力，日常生活動作（activities of daily living；ADL）や手段的日常生活動作（instrumental activities of daily living；IADL），家屋の状況，利用者家族の利用者へのサポートや介護力といったすべての情報を収集する．利用者および家族との話し合いののち，収集した情報を活用し，利用者のためのケアとサービスの計画を提供している．

　ケアサービス計画には，利用者のために必要なサービスが組み合わされた在宅ケアや，家族による支援の部分や利用者自身が実施することが期待される内容などが明記されている．一般的にリハビリテーションは，サービス計画（plan）と個別に実施されるケア（do）の両方を含んでいる．利用者と専門職者の双方が，サインをもってその計画を了承する．在宅ケアにおいては，利用者データや医療記録は電子システムを利用している．ケア内容やサービス計画だけでなく，個々の利用者にとって必要な情報はすべてファイルに収集されている．在宅ケアに関わる専門職者は全員，利用者情報や医療記録の電子システムへのアクセス権を有している．そのうえで，効果的なチームケアの基礎とするために，さらに保健医療や社会福祉の包括的なチームによるケアを可能にするために，利用者情報を適切に共有している．

　セイナヨキ市内の在宅ケアの地域事業所に勤務するのは，3〜4人の保健師や看護師もしくはジェロノミスト，ソーシャルワーカー，および15〜25人の実務担当のアシスタントナース（assistant nurse：中学もしくは高校教育ののち，中等レベルの教育を職業訓練校で修めて得られる資格．ケア提供に専念する看護職者であり，ケアプランの立案等の業務は行わない）である．精神医学やメンタルヘルス分野の看護師3人や，理学療法士1人も在宅ケア分野で勤務している．一般的に，地域事務所の所長は保健師か看護師（registered nurse；RN）またはジェロノミストである．地域事業所の専門職のグループは，3〜4つのチームに分かれている．各チームは保健師もしくは看護師1人と，3〜5人の実務担当のアシスタントナースで構成され，協力して利用者のケアにあたる．

　在宅ケアチームにおけるソーシャルワーカーは，サービス提供に関連した問題や経済的な問題，給付や住居，権利の監督等に関する助言や情報提供を担っている．保健師もしくは看護師は，利用者のための保健ケアや看護ケアを実施し，必要時には医師や歯科医師，その他の専門職者と相談して，提供するサービスの調整も行う．ソーシャルワーカーと保健師/看護師（RN）は，自宅で生活する高齢者に必要なすべてのサービスを構築するための業務を協働して行い，利用者にとっての最善のケア方法をいっしょに決定している．アシスタントナースは，利用者

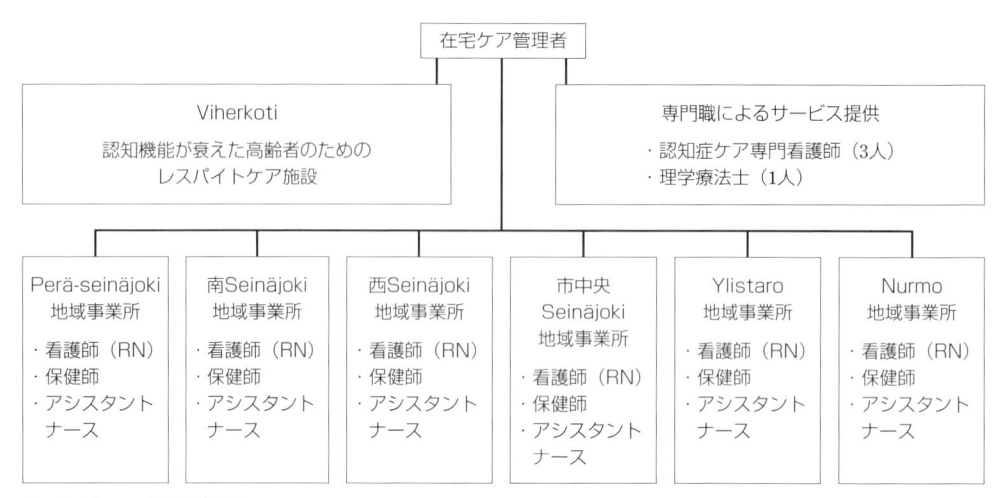

〔Jaakko Kontturi, 2014 作成〕

図 1-3-2　セイナヨキ市の在宅ケアにおける協働

　の基本的なニーズを補うための在宅ケアサービスと家事支援サービスを提供する．在宅ケアチームのすべての専門職者は，電子カルテや医療記録システムを利用し，毎日の業務内容や利用者情報をチームメンバーや事業所と共有している．ケアチームで実施されるサービス導入時の説明や継続的な評価は，ケアサービス計画に含まれている（図 1-3-2）．チームアプローチの利点は，医療と福祉の専門職者のグループが小さく，情報の流れや情報交換がよいときに，利用者のためのケアの質とセキュリティがよりよく保たれることである．多くの訪問者が利用者宅を訪れることへの対応に追われる必要がなくなるため，利用者にとってはより望ましいといえる．利用者を取り巻くさまざまな種類のサービスを統合し管理することも，効果的である．

　在宅ケアにおいてチームアプローチが展開されるときには，業務と責任の分担が定められなくてはならない．内部のチームの専門職者間だけでなく，水平的な位置づけにある相互のチーム間において，業務と責任を整理する方法を明確にすることが重要である．すべてのチームには，利用者中心の活動があり，その業務分担は利用者のニーズに基づいて実施される．利用者の在宅ケアサービスへのニーズによって，主として家事支援を中心としたアシスタントナースによるサービス提供から，より高度な医療処置や看護ケアを中心とした看護師（RN）や保健師によるサービスを提供することができる．それぞれの地域のチームには 2 人の責任者である専門職者が配置されている．その責任者は，サービス提供を調整しているソーシャルワーカーもしくはジェロノミスト，医療・看護サービスを調整している保健師もしくは看護師である．彼らは共に，ニーズのアセスメントに基づいて，利用者のためのケアとサービスの計画を立案する．その後，チームのメンバーは，ケアとサービスの計画に基づいたサービスを提供している．水平的な位置づけにある相互のチーム間での協働の例として，それぞれの 6 地域のチームの責任者であるソーシャルワーカーは，月に少なくとも 2 回の合同調整会議を実施している．また，責任者である保健師/看護師（RN）は，少なくとも月に 1 回の合同調整会議を実施している．

在宅ケア管理者は，これらの調整会議に参加している．必要に応じて，1地域のチームの専門職者は，サービス提供において，別の地域のチームを支援することができる．

　チームアプローチにおける管理は，3つのレベルから説明される．まず，在宅ケア管理者は，在宅ケアサービスの提供およびチームとチームメンバーのための継続教育を統括管理する．ソーシャルワーカーやジェロノミストは，チームリーダーとして，チームアプローチに関連したさまざまな実務やスタッフ教育を担う．看護師（RN）や保健師は，ケアマネジャーとして，ケアプランの立案やサービス計画に基づく看護サービスの提供全体の調整を担う．チームメンバー（そのほとんどは実務担当のアシスタントナースである）は，利用者やその家族と共に，現場での在宅ケア活動やサービス提供を担っている．責任者である看護師（RN）や保健師と他のチームメンバー間の役割や責任は，明確に区別され，フィンランドでは，責任分担は合同のチーム会議において合意されている．

5．おわりに

　在宅ケアのチームアプローチは，肯定的な結果をもたらすといえる．チームアプローチは利用者のニーズにこたえ，より柔軟に効果的に実施されており，予防的な支援は在宅ケアに含むほうがより適切である．在宅ケアを基盤とした活動方法としてチームアプローチを展開する際には，在宅ケアの専門職者間の協力関係が良好であるだけでなく，専門職者と利用者やその家族との間の協力関係が良好であることが重要である．業務のプロセスの継続的な展開，在宅ケアの内容，チームのメンバーの専門能力の開発なども求められている．在宅ケアにおいてチームアプローチが展開されるときには，業務分担と責任の分担が定められなくてはならない．内部のチームの専門職者間だけでなく，水平的な位置づけにある相互のチーム間において，業務と責任を整理する方法を明確にすることが重要である．

【第1章Ⅲ．文献】
1）古謝安子：多職種と連携・協働することは何か（多職種との連携・調整・協働）．（木下由美子編著）新版在宅看護論，169-184，医歯薬出版，東京（2009）．
2）野中　猛：チームケア．17，中央法規出版，東京（2007）．
3）厚生労働統計協会：国民衛生の動向 2013/2014，60（9）：44（2013）．
4）石川　晃：人口．（三浦文夫編）図説高齢者白書，40，全国社会福祉協議会，東京（2007）．
5）OECD：Highlights from A Good Life in Old Age? Monitoring and Improving Quality in Long Term Care. OECD Publishing, 2013（http://www.oecd.org/els/health-systems/Finland-OECD-EC-Good-Time-in-Old-Age.pdf, 2014.4.1）．
6）Doyle M, Timonen V：Home Care for Ageing Population, A comprehensive Analysis of Domiciliary Care in Denmark, United States and Germany, Edward Elgar Publishing, UK（2007）．
7）厚生労働統計協会：国民衛生の動向 2013/2014，60（9）：114（2013）．
8）ジェルト スンドシュレム著，村川浩一，山崎順子訳：スウェーデンの高齢者ケア：絶えざる改革と未来への模索．146，中央法規出版，東京（1995）．
9）Metsola A：Kotipalvelun mahdollisuudet ja rajat. Kotipalvelun nykytilaa ja kehittämistä selvittävän työryhmän muistio, Sosiaalihallituksen julkaisuja, Finland（1990）．

10) Niemelä A：Kiire ja työn muutos, tapaustutkimus kotipalvelutyöstä, Kasvatustieteen laitoksen tutkimuksia 206, Helsingin yliopisto（2006）.

11) Sipilä R, Ketola E, Tala T：Facilitating as a guidelines implementation tool to target resources for high risk patients. *Journal of Interprofessional Care*, **22**（1）：31-44（2008）.

12) Finlex 2004. Finlex Data Bank：An online database of up-to-date legislative and other judicial information of Finland（http://www.finlex. fi/en/, 2014.2.28）.

13) Ministry of Social Affairs and Health 2008：National Framework for High-Quality Services for Older People, The Finnish Ministry of Social Affairs and Health（2008）.

14) Syvänen S：Vanhus- ja kehitysvammaisten palvelujen uudelleen organisointi ja kehittäminen Kestilän kunnassa. Edessä uudet haasteet-kokemuksia sosiaali- ja terveysalan kehittämishankkeista, Työelämän kehittämisohjelma, Raportteja 17, Finland（2001）.

15) Paljärvi S, Rissanen S, Sinkkonen S：Kotihoidon sisältö ja laatu vanhusasiakkaiden, omaisten ja työntekijöiden arvioimana-seurantatutkimus Kuopion kotihoidosta, Gerontologia, Finland（2003）.

16) Pöyry P, Perälä M：Tieto ja yhteistyö yli 65-vuotiaiden hoidon ja palvelujen saumakohdissa. Stakes aiheita, Helsinki（2003）.

17) Heikkinen A, Lemonidon C, Petsios K, et al.：Ethical Codes in Nursing Practise：The Viewpoint of Finnish, Greek and Italian Nurses. *Journal of Advanced Nursing*, **55**（3）：310-319（2006）.

18) Sanerma P：Developing home care by team work. Action research on fusion of a home care work organization and a home health care organization. Academic doctoral dissertation. Tampere University. Acta Electronica Universitatis Tamperensis 891, Tampereen Yliopistopaino Oy-Juvenes Print, Tampere（2009）.

19) Heikkilä K：Tiimit-avain uuden luomiseen, Kauppakaari, Helsinki（2002）.

20) 井手信子，野田美保子，佐々木明子，ほか：アメリカ合衆国カリフォルニア州の老人在宅ケアとコミュニティ活動（2）ケアマネージメントの実際，保健婦雑誌，**49**（9）：715-721（1993）.

（佐々木明子・田沼寮子・Jaakko Kontturi・Helli Kitinoja）

IV. 在宅ケアにおけるチームの形成と運営の原則

1. はじめに

　多様なニーズをもつ虚弱高齢者に対するチームアプローチの重要性は，強調してもしすぎることはない．比較的効率的に行われている病院を主とした医療機関での多職種チームアプローチに対して，在宅ケアでのそれは困難が多い．本稿では，両者の相違やその理由を検討することによって，在宅ケアにおけるチームのあるべき姿を提案し，その形成と運営の原則についての考察を行う．

表 1-4-1　病院と老人ホームのカンファレンスの違い

		病　院	老人ホーム
施設の目的		病気の治療	健康長寿のサポート
カンファレンス	参加者	主に単一職種	多職種
	対　象	問題症例（患者）	入居者全員
	内　容	診断や治療，看護ケアなど特定の問題	医療・看護・介護・社会的問題を含めた包括的な評価

〔大蔵　暢：「老年症候群」の診察室．第3版，196-204，朝日新聞出版，東京，2013〕

2．病院と在宅ケアにおけるチームアプローチの違い

　病院の目的はいうまでもなく急病にかかり，それまでの生活が送れなくなった人を一時的に収容（入院）し，集中的に治療することで病気を治癒（あるいは安定）させ元の生活へと戻すことである（急性期ケア）．したがって病院でのチームアプローチは医療，すなわち医師や看護師による急病の治療が主体となって，そのプロセスが迅速にスムーズに進行するように他のコメディカルが協力するという形をとる．カンファレンスやミーティングも多くは医師のみや看護師のみといったように単一職種で行われ，病気の診断や看護が困難な患者への対応などの特異的な話題に集中して，問題となっている症例や患者に関してのみ行われる（表 1-4-1）．最近では，在院期間短縮のプレッシャーから「退院カンファレンス」などとよばれる在宅ケアに向けての話し合いが，多職種で行われるようになってきた．

　一方，虚弱高齢者の在宅ケアは慢性期のケアであり，病院での急性期ケアとは異なる．多くの健康問題や社会的心理的ストレスをもった高齢患者に，より長くよりよく住み慣れた自宅で生活してもらうことが目的であるため，そのことをサポートするチームアプローチは病院のそれとは違った形をとる（表 1-4-1）[1]．在宅ケアを受けている高齢患者は，多くの加齢による身体的変化（視力低下や聴力低下，もの忘れなど）や疾病（高血圧や糖尿病，心疾患など），老年症候群（転倒や慢性めまい症，尿失禁などの高齢者特有の健康問題）をもっているため，やはり日々の医療が必要である．しかし通常入院を要するほどの病状悪化はなく基本的に安定しているため，入院加療時ほど医療の関与や重要性は高くない．その一方で介護や機能訓練，社会資源の利用の必要性が相対的に高まり，チームでの介護職や機能訓練士，ケアマネジャー，社会福祉士の関与の重要性が高まってくる．すなわち病院でのチームアプローチよりも規模や多様性が増加し，それぞれの職種の関与の度合いが均一化されてくるため特定の職種がリーダーシップを発揮しにくい状態にある．また在宅ケアのチームは異なる法人や団体からのメンバーで構成され，彼らは通常距離的に離れて活動しているため，同一施設内で活動している病院のチームに比べてお互いのコミュニケーションがとりにくい．

　筆者は4年前から東京都世田谷区の高齢者施設（介護付き有料老人ホーム）で，チームアプローチの運営に携わっている．常時 100 人以上が入居している同施設では，毎週1回1時間で2人の高齢入居者に関してのミーティングを行っている．すなわち1年間かけて全入居者につ

いての話し合いをもつ計算である．入居者に関わるすべての職種に参加を呼びかけているが，参加するのは主に医師と看護師，介護職，ケアマネジャー，機能訓練士の5職種である．ミーティングの前半はフォーマットに従って各職種からそれぞれ報告してもらうことで，入居者やその生活の全容をできるだけ把握する試みを行い，後半は3つのポイント（安全面への配慮，幸福度評価，将来イベント予測）に絞って議論をまとめていく．いままで紆余曲折はあったが，4年前のカンファレンスを始めた当初に比べてその進行のスムーズさや議論の深さは比べものにならないほど進歩した．それに伴いわれわれが提供する医療やケアの質が向上したように感じ，それぞれのスタッフが相互に学び合いチームのレベルが上がった．もちろん4年の間にはよいことばかりではなくチームワーク上の問題も経験した．筆者らが経験したチームアプローチ運営の困難例から，その障害の原因について考察する．

3．在宅ケアにおけるチームアプローチの障害

1）事例1

　進行期肺がんの88歳女性に対し在宅終末期ケアを行っていた．2人の娘は献身的で，交代でどちらかが必ず母親のかたわらに付き添っていた．病気の進行とともに呼吸苦が増強したことから，家族を含めた多職種カンファレンスで呼吸苦や不安の緩和に対しモルヒネの持続皮下注射を行うことに決定した．モルヒネによる緩和治療を開始して間もなく，娘たちはカンファレンスに参加していなかったリハビリ療法士の1人からモルヒネは副作用が強いとか依存性があるといったマイナス面の話を聞き困惑した．

（1）考察

　在宅ケアを受けている虚弱高齢者のニーズは多岐にわたるため，それらに対応するケアチームは大規模なものになりがちである．そして通常，そのチームメンバーは1人ひとりが異なる法人や団体に所属しており地域に散らばっている．メンバーが患者を訪問する時間はまちまちであるため，お互いに顔を合わせる機会はそれほど多くない．チームでのミーティングは，通常はサービス担当者会議として開催されることが多いが，それでもその患者のケアに関わるすべてのメンバーが一堂に会することは困難である．このような状況でいかにお互いのコミュニケーションをとるかが非常に重要であるが，最近のICT（information and communication technology；情報通信技術）の発展が背景にあっても法人や団体間の壁が障壁になっていることが多く，チームメンバー間の連絡や意見交換が促進されているとは言い難い．チームメンバー間でコミュニケーションが不足しケアに意思統一がなされていない状況では，効果的なチームケアが実行されることはなく，本事例のように患者や家族を困惑させる．

2）事例2

　介護つきの高齢者施設で多職種が参加してのチームカンファレンスを開始した．開始後しばらくして，施設職員の一部から「老人ホームは介護施設なのだから，介護を行う職種が主体と

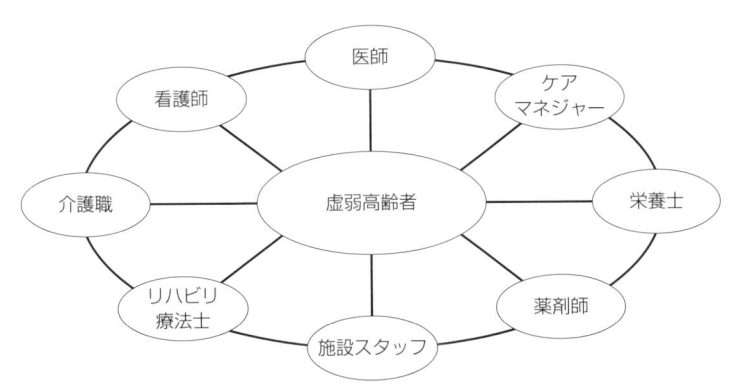

〔大蔵　暢：「老年症候群」の診察室. 第3版, 196-204, 朝日新聞出版, 東京, 2013〕
図 1-4-1　多職種チームアプローチのイメージ

なってカンファレンスを行い，医師や看護師などの医療職種は必要なときだけ参加してもらえばよい」「医師の前ではコメディカルスタッフが萎縮してしまい，自由に意見をいえないので，医師抜きでやりたい」などの声があがった．これを受けてカンファレンスが行われなくなり，一時期チームが機能不全状態になった．

　(1) 考察

　在宅ケアのチームを構成するメンバーは医師や看護師，介護職，ケアマネジャー，機能訓練士，薬剤師などさまざまで，各職種の職業発展の歴史や受けてきた教育は大きく異なっている．カリフォルニア大学ロスアンゼルス校の Reuben 博士[2]はそのような職業文化の違いが在宅ケアにおけるスムーズなチームケアの運営を妨げていると指摘している．特に事例のように，医療職種とそれ以外，医師と医師以外の職種との間に社会的心理的な溝が生じていることが多い．

4．在宅ケアにおけるチームアプローチのあるべき姿

　主に高齢者施設におけるチームケアの運営に携わっている筆者は，在宅ケアのチームアプローチとして図 1-4-1 のようなイメージをもっている[1]．虚弱高齢者を中心にケアのチームメンバーが取り囲んでいる．みなが同じレベルに立ってそれぞれの持ち味を発揮し，患者のニーズに応じてサービスを提供すべきである．

　Institute of Medicine（IOM，アメリカ医学研究所）は早くからチーム医療や患者中心の医療の重要性を認識し，最近の医学雑誌にも良質で効率的なチームアプローチ運営のためのメンバーで共有すべき価値観や原則を提唱している[3]．

　①チームメンバーで共有すべき価値観；誠実，規律，創造性，人間性，興味

　②チームケア運営における原則；明確な役割分担，相互の信頼，コミュニケーションの徹底，ゴールの共有，プロセスや結果の評価

　理論的にはこれらの共有価値観や運営原則は在宅ケア場面においても適応されると考える．

5．チームの形成と運営の原則

　病院に比べて運営がむずかしい在宅ケアでのチームアプローチではあるが，いくつかの工夫によってより効率的なチームワークを生み出すことができるのではないであろうか．以下に，前述したIOMが提唱する原則と筆者の経験を踏まえて，在宅ケアにおけるチームアプローチの形成と運営の原則を提案する．

1）患者に関わるすべてのサービス提供者がチームメンバーである

　この大前提を忘れてはいけない．家族介護者も例外ではなくケアを提供するチームメンバーの一員である．ただ一方で同時に，介護者としてサポートを受ける対象にもなり特殊な立場にあるといえる．チームメンバーである限りは，前述の価値観を共有しコミュニケーションやミーティングへの参加などチームとしての活動に参加する必要がある．チームが大規模になりすべてのメンバーのミーティング参加が困難な場合は事前の意見表明やミーティング結果の共有，徹底など特別な配慮が必要である．合意事項はメンバー全員が遵守すべきである．

2）ケアゴールの共有は最重要事項である

　この原則の重要性はいくら強調してもしすぎることはない．ケアのゴールがチームで共有されていないと，たとえば終末期患者に苦痛を伴うリハビリを強要したり，家族に延命の可能性を示唆したりということが起きてくる．いくら優秀なメンバーが集まっていてもケアゴールが共有されていなければ，それはチームではない．時間とともにケアゴールを変える必要があることや，共有の程度が低下してくることもあるため繰り返し確認することが重要になる．

3）他職種を信頼し役割分担する

　筆者が訪問診療をしている施設では，各職種の代表が集まって話し合うチームカンファレンスを行った後日に，職種ごとにミーティングを行っている．チームカンファレンスでは問題点を発見し大きな方針（ケアゴール）を共有するにとどめ，具体的なケアや医療の提供の仕方は各職種内で話し合ってもらう．たとえば，虚弱女性に対しチームカンファレンスで「うつ症状を改善しよう」というケアゴールを共有したとすれば，看護職は血圧測定を口実に部屋を訪れ，ケアマネジャーと介護職は彼女に合ったレクリエーションを考え，機能訓練士は筋力アップよりも心理評価や介入を強化するといった具合である．他職種を信頼し役割分担を明確にすることで，職種文化や自立性を尊重することになる．

4）カンファレンス＝チームアプローチではない

　カンファレンスやミーティングは情報共有と討論，物事の決定においてチームアプローチの重要なツールに違いないが，その開催をもってチームアプローチをしているとはいえない．いくらカンファレンスをしていてもまったくチームワークがとれていないこともあれば，なくて

もよいチームケアができることもある．筆者らも以前はチームカンファレンスを行っているだけで，そこでの決定事項が実際のケアに反映されないというジレンマがあったが，前述の職種ミーティングでフォローアップすることによってケアが具体化，実行され，大方針を決めるカンファレンスが機能してきた．カンファレンス前後の活動がチームアプローチの鍵をにぎるといえる．

5）議論プロセスや介入結果の評価はチーム成長の糧

　同一患者のカンファレンスを毎年繰り返し，前年の問題や対策をレビューすることによってチームアプローチのプロセスや結果を評価できる．行動・心理症状のひとつである怒りや介護拒否がある認知症患者に対し，2012 年のカンファレンスで，①抗精神病薬による症状緩和の試み，②アニマルセラピー，③家族との面談などの対策を立てた．2013 年のカンファレンスにて症状の変化や打ち出した対策の施行の程度をレビューすることによって，どの介入の効果があったのか，なかったのか，他の対策はないか等について新たに議論できる．

6．おわりに

　病院と比較してその形成や運営に困難が多い在宅ケアにおけるチームアプローチについて，文献や経験をもとにその困難の原因を考察し，チーム運営上の原則を提案した．多くの在宅ケア従事者がこれらの提案を基にさらにチーム運営の議論を深め，よりよいチームワークから患者のアウトカムが改善されれば，これほど嬉しいことはない．

【第 1 章Ⅳ．文献】
1）大蔵　暢：「老年症候群」の診察室．第 3 版，196-204，朝日新聞出版，東京（2013）．
2）Reuben DB, Levy-Storms L, Yee MN, et al.：Disciplinary split；a threat to geriatrics interdisciplinary team training. *Journal of the American Geriatrics Society*, **52**（6）：1000-1006（2004）.
3）Wynia MK, Von Kohorn I, Mitchell PH：Challenges at the intersection of team-based and patient-centered health care；insights from an IOM working group. *The Journal of the American Medical Association*, **308**（13）：1327-1328（2012）.

（大蔵　暢）

V. 在宅高齢者ケアにおけるチームアプローチ

1．本稿の目的

　本稿の目的は，第一に，チームアプローチ推進のためにどのような施策が導入されてきたのか，第二に，チームアプローチが抱える課題はなにか，第三に，チームアプローチははたして効果的か，第四に，チームアプローチを推進するために必要なことはなにか，を示すことにある．

2．在宅高齢者ケアにおけるチームアプローチ推進施策の変遷

1）チームアプローチの重要性が指摘された時期

　チームアプローチの重要性が指摘されたのは1980年代であった．高齢社会に対する施策の基本方針として位置づけられる長寿社会対策大綱は1986年に制定された．その方針のひとつは，同年の高齢者対策企画推進本部報告を踏まえ，多様な医療・介護ニーズに対応して，効果的かつ効率的にサービスを提供するため，地域における保健・医療・福祉機能の連携を図るとともに，地域の実情に応じ在宅サービスおよび施設サービスの供給体制の体系的整備を推進することであった．以上の方針から推察すると，チームアプローチが重要視されるようになったのは，高齢者のケアニーズに効果的に対応するだけでなく，「効率的」という表現にみられるように，サービス供給体制の効率化を図る意図もあった．

2）在宅福祉分野におけるチームアプローチ推進施策の導入

　大綱が制定されて以後，1987年の「高齢者総合調整推進会議及び高齢者サービス調整チーム設置運営要綱」によって，特別区および市町村に高齢者サービス調整チームが設置された．この調整チームはケアマネジメントの起点とされ，その事業に，複合したニーズを有する処遇困難ケース等に対して具体的な処遇方策を検討すること，および関係するサービス提供機関へのサービス提供等の要請を行うことが位置づけられた．構成メンバーには，自治体の行政職員，福祉・医療・保健の関係者，民生委員などが含まれており，チームアプローチが志向されていた．

　次いで，1989年の高齢者保健福祉推進10ヵ年戦略（ゴールドプラン）の制定に伴って，在宅介護支援センターが設置された．その実施要綱では，「在宅の寝たきり老人等およびその介護者の介護等に対応した各種の保健・福祉サービスが総合的に受けられるように市町村等関係行

政機関，サービス実施機関等との連絡調整等の便宜を供与」と，その目的に外部の機関との連携がうたわれた．加えてセンターの職員配置では異職種の組み合わせによって，異なる専門分野からニーズアセスメントができるようにした．センターは，1994年の老人福祉法改正で老人介護支援センターとして法的に位置づけられることになった．ただし，このセンターに期待された主な機能がゴールドプランによって量的に拡大される要介護高齢者に対する在宅福祉サービスの調整であった[1]．すなわち，制度改正当時，このセンターを医療を含めた包括的なケアマネジメント機関というよりも福祉に限定されたマネジメント機関として位置づけ，サービスの利用者には比較的元気な高齢者を想定していたといえよう．さらに，センターを対象に1993年に行われた調査では，同じような機能を有する高齢者サービス調整チームの運営協議会と一体的に活動しているところが30％程度であったことが示されている[1]．このことは，老人介護支援センターと高齢者サービス調整チームは共にチームアプローチを志向する組織や機関であるが，この両者の役割分担・協働に関しては，明確な方針がだされず，同じような機能を有する組織が並列的に存在しているだけであったことを物語っている．

　2000年に施行の介護保険法では，ケアマネジメント機関としての役割を担う組織として新しく居宅介護支援事業所が位置づけられた．その結果として，老人介護支援センターはケアマネジメント活動の比重を大きく減らすこととなった[2,3]．この制度制定に伴ってだされた厚生省令では，ケアマネジャーは利用者の状況等に関する情報をサービスの提供担当者と共有するとともに，当該居宅サービス計画の原案の内容についてサービスの提供担当者から専門的な見地からの意見を求めるためサービス担当者会議を開催することと定められた．しかし，2003年に実施されたケアマネジャーに対する調査では，他機関との連携の悩みに関する質問のなかで「主治医との連携」が悩みであるとする割合が50％と約半数を占めていた[4]．この調査結果は，ケアマネジャーとサービスの提供担当者の中心的な役割を担う主治医との連携が乏しいという課題が制度発足の当初から問題となっていたことを示唆している．

3）医療を含めたチームアプローチの追求

　2003年にだされた高齢者介護研究会の報告書『2015年の高齢者介護；高齢者の尊厳を支えるケアの確立について』では，「介護以外の問題にも対処しながら，介護サービスを提供するには，介護保険のサービスを中核としつつ，保健・福祉・医療の専門職相互の連携，さらにはボランティアなどの住民活動も含めた連携によって，地域のさまざまな資源を統合した包括的なケア」が強調され，その中核機関として地域包括センターの創設が提言された．このころから，医療と介護の連携が特に重視され，地域包括センターはそれを推進する機関として登場してきた．この提言を踏まえ，2006年の介護保険法の改定では，老人介護支援センターに替わるものとして地域包括支援センターが現実に設置されることになった．このセンターには，保健師，社会福祉士，主任介護支援専門員が配置され，センターの業務をこの3職種によるチームアプローチで実行できるようにした．そして，支援に困難を抱えているケースなどを個別に検討するとともに，そのことを通じて多職種・他機関のネットワークの構築を図るため，地域ケア会

議が設置された．さらに，同年，在宅ケアの医療分野を担う機関として在宅療養支援診療所が設けられ，その届出の要件のひとつにケアマネジャーとの連携が位置づけられた．この診療所は診療報酬上の制度に位置づけられ，医療と介護の連携推進の経済的なインセンティブとして在宅療養患者を対象とした診療報酬の評価を高く設定した．その後，「医療連携加算」「退院・退所加算」「介護支援連携指導料」など入院や退院時における医療機関とケアマネジャーとの連携を促す介護報酬上の改定も行われた．

3．在宅高齢者ケアにおけるチームアプローチの課題とはなにか

1）医療と福祉の連携不足

　以上のように，在宅高齢者ケアにおけるチームアプローチを推進するための施策が導入されてきた．しかし，多職種チームの調整役を期待されているケアマネジャーを対象とした調査では，さきに指摘したように，特に医療との連携に問題が多いことが明らかにされている．たとえば，日本総合研究所の調査[5]では，サービス担当者会議への医師の参加は要介護5でも20％程度であること，ケアマネジメントを実践するうえでの問題として「ケアマネジメントに必要な情報が集まらない」という人の割合が40％，医療との連携に関する課題として「自分がもつ医療・リハビリに関する知識に自信がない」という人の割合が54％，「病院・診療所を訪問することにためらい」「医師の協力が得られない」がそれぞれ39％と34％であったことが明らかにされている．さらに，作成されたケアプランを評価した結果，医療に関わる課題が抜け落ちてしまっている事例が多くみられること，その原因として，アセスメントに必要な情報を収集する段階では一定程度の把握ができているものの，生活全般の課題を整理する段階において医療ニーズを位置づけることができていないことがあると指摘されている．

2）医療と福祉の連携の重要性

　アメリカの例ではあるが，多職種チームに主治医が参加することの重要性を実証的に明らかにした研究がある．Johri M. ら[6]は，アメリカにおける Social Health Maintenance Organization の初期の試みの目的が施設への入所を予防することにあったが，必ずしも十分な成果が得られなかったこと，その理由には，ケアマネジャーが多職種による介入の実施が成功しなかったことと，多職種のチームを活用できなかったこと，さらに多職種チームに主治医に参加してもらうことに失敗したことがあったと指摘している．わが国においても在宅高齢者のケアチームに主治医が十分に関わっていない現状は，チームアプローチが目指す効果を発揮するうえで大きな障害となっているといえよう．

4．在宅高齢者ケアにおけるチームアプローチは有効か

1）欧米の研究

　欧米においては，高齢者を対象に，さまざまな結果変数を用いて量的に効果の検証が行われている．効果を評価する指標としては，高齢者の健康指標だけでなく，入院や救急医療利用の予防などの，どちらかといえば社会の費用負担の軽減という意味合いが強い指標も用いられている[7]．Hutt R. ら[8]は，在宅高齢者に対するケアマネジメントの効果に着目し，1996 年から 2004 年までの文献をレビューした結果，ケアマネジメントが入院施設および救急医療施設の利用低下に貢献したという研究はあるものの，効果があると結論づけるまでには至らないと研究の現状を評価している．サービス提供組織の間でケアマネジメントによる調整が行われた場合と，連携がないままサービスが提供された場合とで，高齢者の入院や入所施設の利用あるいは高齢者の健康に差があるか否かについて分析した研究も行われている[9~11]．このような研究においても，入院や入所施設の利用あるいは健康指標に対して有意な効果が観察されたという知見と，有意な効果は観察されなかったという知見が混在しており，一定の結論を出せる状況にはない．多職種によるアプローチの有効性に関わる研究として，Beswick A.D. ら[12]は，在宅高齢者を対象とした多元的な介入研究に関するシステマティックレビューを行っている．そのなかで，介入は入所や入院の予防や転倒の防止，日常生活動作の維持に有意な効果があるものの，介入を行った職種の数による有意差はみられなかったことが指摘されている．つまり，職種の協働を促すケアマネジメントの有無は要因として考慮されていないものの，関係する職種の増加に伴って効果が大きくなるとはいえないことが示されている．

　より大きな視点からケアマネジメントや多職種によるチームアプローチの必要性を検証した研究もある．Johri ら[6]は，OECD に属する国々で実施されている高齢者に対する包括的ケアを対象に，成果をだしている事例からその共通の要素を抽出している．その結果，その要素にはケアマネジメント，老年医学的アセスメント，学際的なチームの 3 つがあること，そして，ケアマネジメントの役割を担うスタッフが学際的なチームに位置づけられることが，①そのスタッフが臨床上の責任の一端を担うことから，医療と社会サービスを連携させることにつながる，②老年医学的アセスメントと長期的なマネジメントを統一的に行うことにもつながると指摘している．

　以上のように，在宅高齢者ケアにおけるチームアプローチやケアマネジメントの効果については，結論をだせる状況にはない．効果の評価に取り組んだ研究においては，チームアプローチやケアマネジメントの手法が多様，介入の対象となった高齢者の医療・福祉ニーズもさまざまであるなど研究方法上の違いが大きいなどの制約のために，メタアナリシスなどによって研究結果の集積を図ることが困難となっている[13]．このことが効果に関する結論をだすことが困難となっている理由のひとつといえよう．加えて，これまでの研究では，たとえ効果が検出されたとしてもそれがどの要素によるものかを特定することが困難な研究が多い[14,15]．すなわち，どの要素に配慮してチームアプローチを構築したらよいか明確になっていないことから，

成功事例の経験を他の地域における具体的な計画に生かすことが困難となっている.

2）わが国の研究

　わが国では，高齢者の健康や入院・入所を結果変数として量的にチームアプローチの効果を評価した研究はほとんど行われていない．数少ない例のひとつとして，高齢者に対する在宅サービスの提供プロセスの指標に着目し，その効果を評価した研究が松坂ら[16]によって行われている．松坂らは組織化活動評価表を用いて地域の組織化の進展具合を評価し，それによって地域を3分割したうえで，組織化の進展具合によってサービスの提供プロセスに違いがあるか否かを分析している．分析の結果，組織化が進んでいる地域では遅れている地域と比較して，高齢者に関する初期情報の収集・確認，追加情報の収集，ニーズ評価などが良好であったことが明らかにされている．さらに，チームアプローチが重要なことを関係者の経験に基づき明らかにした質的研究もいくつか行われている．内田[17]は，ケアマネジャーからみた在宅ケア利用者の自立・介護予防の条件についてケーススタディを通じて検討した結果，条件のひとつに介護サービスの事業所との連絡があることを明らかにしている．堂園ら[18]は，高齢者の在宅ターミナルケアにおける専門職種間の連携の重要性をケアマネジャーへのヒアリングを通じて明らかにしている．北村ら[19]は，認知症高齢者の在宅生活継続には地域包括支援センターを中心とする専門職種間の連携が有効であることを明らかにしている．

5．チームアプローチを推進するために必要なことは

1）どのようなレベルの協働が必要かを明確にする

　チームアプローチの中心的な概念は多職種間の協働である．協働のレベルにはどのようなものがあるのであろうか．協働と類似の概念として統合がある．Leutz W.N.[20]は，組織の面からみた統合のレベルを，「つながり・連携（linkage）」「調整・協調（coordination）」「統合（full integration）」の3つに大きく区別している（訳は筒井[21]）．Kodner D.L. ら[22]，Hébert R. ら[23]による例示を参考にすれば，それぞれを次のようなレベルとみることができる．「つながり・連携」とは，複数のサービス提供機関がそれぞれ独自の権限や責任などを保持したまま，住民の医療・福祉ニーズに対応するため，必要に応じて紹介や連携を図ることである．「調整・協調」のレベルとは，「つながり・連携」よりも構造化された状態であり，複数のサービス提供機関がその責任や権限を保持しつつ住民のニーズに協働しながら対応するために，機関の間の意思疎通の円滑化や情報の共有，サービスの連続性を確保するための仕組みを用意することである．「統合」とは，同一機関がその管理の下で複数のサービスを提供する，あるいは外部のサービス提供機関を利用する場合でも，それらのサービスの責任・権限が1つの機関の下で一括して行われる状態である．

　どのようなレベルのチームアプローチが必要かは，在宅高齢者の医療・福祉ニーズによって異なり，医療・介護ニーズが重度化・複雑化するに伴って，より高度に組織化・構造化された

レベルが求められることになる．Leutz[20]による整理を参考にしながら，どのような高齢者の状態像が想定されるか示してみよう．「つながり・連携」については，医療・福祉ニーズが低く，状態が安定し，急変もあまり起こらない，要介護度では要支援や要介護度が低い高齢者が想定されよう．この場合には，関わる専門職種も少なく，他職種や他機関の連携は状態が変化した場合に限定して行われることとなる．「調整・協調」については，「つながり・連携」よりも要介護度が重く，医療・福祉ニーズが重度でかつ相互に重複しているものの，状態としては比較的安定している高齢者が想定されよう．このような医療・福祉ニーズに対応するためには，それに関係する複数のサービス提供機関がアセスメント，実施，評価の一連の流れを協働で行うことができるように，意思疎通を円滑にし，情報の共有を図ることが必要となる．「統合」に関しては，医療・福祉ニーズが重度で相互に重複しているとともに，終末期など状態像が不安定な高齢者像が想定されよう．そのため，医療・福祉ニーズの変化や拡大に機動的かつ効率的に対応できるように「調整・協調」よりも多職種や他機関の連携がより緊密に図られることが求められる．

2）チームアプローチの推進・阻害要因の解明

　第一に，在宅ケアにおけるチームアプローチの成功・阻害要因に関する情報を集約し，その共通要素を抽出する作業が必要である．Xyrichis A. ら[24]は，プライマリおよび在宅ケアにおける多職種チームに関して，協働の阻害・促進要因をレビュー論文としてまとめている．レビューの結果，要因は大きく構造的な要因と機能的な要因に2区分され，構造的要因には，①チームが属する施設の配置，②チームの大きさや構成，③チームに対する組織の支援が，機能的な要因には，①チーム会議，②チームの明確な目標，③チームの監査が位置づけられている．わが国では，チームアプローチの推進・阻害要因に関する研究がそもそも少ないことから，各地域での試みを集約し，情報の蓄積を図る必要がある．ただし，チームアプローチの形態とその構築方法は在宅高齢者のニーズ，サービス提供機関の配置，チームメンバーとなる専門家の構成などに影響されて地域ごとにかなりの差がでてくる．そのため，集約された推進・阻害要因に関する情報は参考にしつつも，その推進計画は地域ごとに独自に構築する必要がある．

3）チームアプローチの効果の検証

　わが国では，在宅高齢者ケアにおけるチームアプローチの有効性を量的に検証していく作業が遅れている．チームアプローチはよいものとして，それを前提とした議論が多い．証拠に基づく医療やソーシャルワークが必要とされる時代にあって，チームアプローチが高齢者の健康指標や心理社会指標に効果があるのか，加えて，入院や入所の予防など社会的にみても意味のある効果があるのか，この両方の視点からの検証が必要である．なお，検証に際しては，チームアプローチのどの要素が結果変数に効果をもたらしたのかが特定できるような介入モデルを構築する必要がある．

【第Ⅰ章Ⅴ. 文献】

1) 六波羅詩朗：在宅介護支援センターの位置と役割. 長野大学紀要, 15 (4)：475-506 (1994).

2) 藤原　苗：在宅介護支援センターのケアマネジメント実践；介護保険の影響による変化と課題社会学部紀要, 88：47-57 (2000).

3) 武田誠一：在宅介護支援センターの役割とその変遷に関する一考察. 新潟青陵大学紀要, 5：321-332 (2005).

4) 三菱総合研究所：居宅介護支援事業所における介護支援専門員の業務および人材育成の実態に関する調査 (2014).

5) 日本総合研究所：平成23年度 老人保健事業推進費等補助金 老人保健健康増進等事業 介護支援専門員の資質向上と今後のあり方に関する基礎調査 報告書 (2012).

6) Johri M, Beland F, Bergman H：International experiences in integrated care for the elderly；a synthesis of the evidence. *International Journal of Geriatric Psychiatry*, **18**：222-235 (2003).

7) Thomé B, Dykes A, Hallberg IR：Home care with regard to definition, care recipients, content. *Journal of Clinical Nursing*, **12**：860-872 (2003).

8) Hutt R, Rosen R, Mccauley J：Case-managing long-term conditions；what impact does it have in the treatment of older people. King's Fund, London (2004).

9) Bernabei R, Landi F, Gambassi G, et al.：Randomized trail of impact of integrated care and case management for older people living in community. *British Medical Journal*, **316**：1348-1351 (1998).

10) Béland F, Howard B, Paule L, et al.：A system of integrated care for older persons with disabilities in Canada：results from a randomized controlled trial. *Journal of Gerontology：Medical sciences*, **61**A (4)：367-373 (2006).

11) Gravelle H, Dusheiko M, Sheaff R, et al.：Impact of case management (Evercare) on frail elderly patients；controlled before and after analysis of quantitative outcome data. *British Medical Journal*, **334**：31 (2007).

12) Beswick AD, Rees K, Dieppe P, et al.：Complex interventions to improve physical function and maintain independent living in elderly people；a systematic review and meta-analysis. *The Lancet*, **371**：275-375 (2008).

13) Hughes SL：Apples and oranges? A review of evaluations of community-based long-term care. *Health Services Research*, **20** (4)：461-488 (1985).

14) Ferguson JA, Weinberger M：Case management programs in primary care. *Journal of General Internal Medicine*, **13**：123-126 (1998).

15) Ouwens M, Wollersheim H, Hermens R, et al.：Integrated care programs for chronically ill patients；a review of systematic reviews. *International Journal of Quality in Health Care*, **17**：141-146 (2005).

16) 松坂誠應, 浜村明徳, 東登志夫, ほか：在宅ケアサービス提供過程におけるスタッフの連携. リハビリテーション医学, **35**：918-925 (1998).

17) 内田陽子：ケアマネジャーからみた在宅ケア利用者の自立支援・介護予防の条件. *The Kitakanto Medical Journal*, **56** (2)：105-111 (2006).

18) 堂園裕美, 岡田進一, 白澤政和：高齢者を対象とした在宅ターミナルケアにおける介護支援専門員の役割. 生活科学研究誌, **6**：1-11 (2007).

19) 北村育子, 永田千鶴, 松本佳代, ほか：認知症高齢者の在宅生活継続を可能にする地域包括支援センターを中心とする専門職連携の有効性に関する一考察. 日本福祉大学社会福祉論集, **130**：191-207 (2014).

20) Leutz WN：Five laws for integrating medical and social services；lessons from the United States and the United Kingdom. *Milbank Quarterly*, **77** (1)：77-110 (1999).

21) 筒井孝子：地域包括ケアシステムに関する国際的な研究動向. (高橋紘士編) 地域包括システム, 38-56, オーム社, 東京 (2012).

22) Kodner DL, Kyriacou CK：Full integrated care for frail elderly；two American models. *International Journal of Integrated Care*, **1**：1-19 (2000).

23) Hébert R, Durand PJ, Dubuc N：PRISMA：a new model of integrated service delivery for the frail older

people in Canada. *International Journal of Integrated Care*, **3**：1-8（2003）.

24）Xyrichis A, Lowton K：What fosters or prevents interprofessional teamworking in primary and community care? a literature review. *International Journal of Nursing Studies*, **45**：140-153（2008）.

（杉澤秀博）

VI.　地域包括ケアの考え方とチームアプローチ

1．高齢者への支援における地域包括ケア

　地域包括ケアについては，保健・医療・福祉サービスが一体的に地域住民へ提供されるための取り組みとして従来から実践されてきたが，介護サービス提供体制が行政から民間に移行した介護保険施行後，高齢者への支援のあり方として特に注目を浴びることとなった.

　2003年に公表された高齢者介護研究会報告書『2015年の高齢者介護』では，「地域包括ケア」について「介護以外の問題にも対処しながら，介護サービスを提供するには，介護保険のサービスを中核としつつ，保健・医療・福祉の専門職相互の連携，さらにはボランティアなどの住民活動も含めた連携によって，地域のさまざまな資源を統合した包括的なケア（地域包括ケア）を提供することが必要」[1]として，「地域包括ケア」の必要性が述べられているとともに，専門職および地域におけるボランティアとの「連携」を基盤とする統合的実践であることに言及している.また，2013年の持続可能な介護保険制度及び地域包括ケアシステムのあり方に関する調査研究事業報告書『地域包括ケアシステムの構築における今後の検討のための論点』において，地域包括ケアについて「ニーズに応じた住宅が提供されることを基本とした上で，生活上の安全・安心・健康を確保するために医療や介護のみならず，福祉サービスも含めたさまざまな生活支援サービスが日常生活の場（日常生活圏域）で適切に提供できるような地域での体制」と定義され，その構成要素として，「住まい」「生活支援」「介護」「医療」「予防」の5つが地域包括ケアシステムの対応すべき分野として説明されている[2].つまり，地域包括ケアとは保健・医療・福祉などの事業者・専門職，そして地域住民といった資源が，日常生活の場である地域を基盤に連携することにより，個別支援をシームレスに展開することができる地域体制（システム）ととらえることができる.

　こうした地域包括ケアシステムの構築を推進するため，2012年度施行の介護保険法改正及び介護報酬改定等では「介護保険法」第5条において地域包括ケアシステムの推進を国および地方公共団体の責務とする趣旨の条文が加わり，法的根拠が与えられることとなった.

2．地域包括ケアとチームアプローチ

1）地域包括ケアにおけるチームアプローチの考え方

　地域包括ケアシステムでは，事業者・専門職からなるフォーマルケアが，地域の力と適切な支援提供のために互いに情報共有しつつ，連携することによって利用者を支えることが重要となる．地域における高齢者の生活は，一般的に単独のサービスや支援で完結させることはむずかしく，身体的側面，心理的側面，そして家族や住居，近隣関係等の社会的側面に応じて，さまざまな地域資源を組み合わせながら支えられることになる．チームアプローチでは，チームメンバーが共通の目標を有しそれぞれが役割を担うと同時に，連携・協働を介してその役割を互いに結びつけ，調整・統合していくことで目標達成に向けて取り組む一体的な活動ととらえることができる．

　「チーム」という言葉が示すように，チームアプローチとしての活動はある種の集団で実施されることが前提となっており，実際のサービスに関わる関係者とのチーム構成が一般的ではあるが，地域資源の新規開発やまちづくりといった実践においては，一般の地域住民とチームを構成することも有効であるとされている．しかし，人が集まればチームが形成されるというわけではなく，個々が個別に活動を展開しているものはチームとはいえない．チームが実効あるものとして成立するためには，メンバー相互の連携・協働が必要不可欠とされている．連携・協働とは，複数の関係者が個々の専門性や役割に基づいて共同的な行為に取り組む際の活動の総体ととらえることができ，具体的には情報・意見交換を介して相互の立場や専門性の理解を促すとともに，共通の目標に向けてそれらを互いに結びつけ統合していくことで，建設的にチームのパフォーマンスが高められるように取り組むことである．

　このように，地域包括ケアを体現化するために求められる具体的な実践方法が地域資源間での連携・協働を介したチームアプローチであるといえる．そのため，地域包括ケアに向けた地域の自治やまちづくりとも連動することができるチームアプローチのためのグランドデザインを描き，必要に応じて積極的にチームアプローチを形にしていけるように，普段から能動的に事業体・専門職・住民等と接点をもっていくことが求められる．そこで次に，その連携・協働のあり方についてみていくこととする．

2）連携・協働を介したチームアプローチと地域包括ケア

　専門職種間における連携・協働を構成する要素としては，「情報共有」「業務協力」「関係職種との交流」「連携業務の処理と管理」が挙げられている[4]．なかでも，交流を介した対面関係は，共通の認知を形成するのに役立つばかりでなく，議論や素早いフィードバックを得ることを可能にし，データの交換や，価値・理念といった主観的情報交換，表情・仕草からの多面的な意味交換を直接行うことができる[5]とされている．そのため，通信技術を駆使した情報収集やコミュニケーションに加え，積極的に事業体・専門職間での交流を図り，お互いの顔の見える関係を構築していくことでチームの形成・関係強化を図ることが求められると考える．

　このように，専門職種間の連携機能の高度化を図っていくためには，現場において多職種間で「顔の見える関係」を構築し，「共通言語の理解」や「コミュニケーションの促進」によって，それぞれの専門性とチームのなかで果たしている役割について相互に理解することであり，これが地域包括ケアへの第一歩になる．こうした相互理解を進めるために，現在取り組みが進められてきているサービス担当者会議への出席をはじめとする多職種合同の事例研究等の機会の増加，各専門職の立場から実践を振り返り，共有することができる他職種教育，連携環境の整備等を進め，そのなかで多職種連携の関係性づくり（顔の見える関係づくり）を図っていくことが重要であると考えられる．当然，事例検討会やサービス担当者会議といった機会はあくまできっかけであり，そうした機会を通して他機関に所属する他分野の専門職が会し，「情報共有」「業務協力」といった実務的な効果を発揮することが重要であることから，フォーマルケアのチームにおいては協働して成果を残すことが求められる．そのためにも，参加メンバーの役割と責任を明確化し，チームが目指すべき目標を達成することを第一義的にとらえた具体的な活動を展開する必要がある．

　一方で，地域包括ケアの考え方においてはフォーマルケアのみがチームを形成してもその実現はむずかしく，地域の自治やまちづくりとも連動することで地域の力を醸成し，その力とも連携・協力することを志向していくことが求められる．こうした場合においても，フォーマルケアならびに地域住民間において「顔の見える関係」が構築されることは，「共通言語の理解」や「コミュニケーションの促進」といった側面において有効であると考える．

　しかしながら，地域においてケアを提供するという点において共通項を有するフォーマルケアのメンバーと異なり，さまざまな背景や動機をもつ地域住民と交流を図ること，自発性・自主性をシステム化してフォーマルケアとともにチームを形成することは容易ではない．特に，フォーマルケアと地域住民が協働できるチームを形成しようとする際に，「なにか新しい仕事を頼まれてしまうのではないか」「専門職が関わるのであれば専門職に任せてしまえばいいのではないか」といった拒否感や依存感からうまくチームが形成されない場合が多い．そのため，こうしたフォーマルケアおよび地域住民が協働できるチームを形成する際には，まず地域住民に対してチームとして共に地域力を高めて地域包括ケアを実践していこうとする趣旨と，フォーマルケアとして地域に貢献できるポイントを共通理解として形成することが求められる．したがって，こうしたチームを形成しようとする際には，単に事例検討会などへの住民代表の参加を待つだけでなく，フォーマルケアも積極的に地域に出向くことで地域の実情を把握するとともに，自治会やタウンミーティング等の機会を活用して，自らのことを知ってもらうことから始めなければならない．

　まずは地域住民とフォーマルケア間において，相互理解を深めることができる関係性を構築し，相互の顔の見える関係，信頼関係を醸成していくことで，チームアプローチのための下地を形成することが求められる．そのうえで，両者の関係性において，事業体や専門職が地域に対してどのように貢献できるのか，地域包括ケアにおいて地域住民にどのような役割や責任が期待されているのかということを話し合い，両者の役割と責任の擦り合わせを行うことにな

る．その際には，決してフォーマルケア側から一方的に地域住民へ役割や責任を付与するトップダウン式の話し合いを行うのではなく，同じテーブルで課題について議論を深め，共に地域づくりを担う者同士として対等に議論を行い，互いの役割について気づきを促すことがチーム形成のうえで重要となる．当然，そうした関わり合いのなかでは，「地域の力」がいきいきと発揮できる場合もあれば，その「地域の力」自体が未醸成である場合もある．フォーマルケアにおいては，そうした状況に応じて，ときに専門職としての知識や経験を生かして「市民講座」や「学習会」を開催することにより，地域の課題や地域包括ケアへの理解を広げるための取り組みを，地域住民との連携・協働として並行的に取り組む必要がある．しかしながら，フォーマルケアが地域へコミットメントした仕事をするためには，所属機関の理解や地域包括ケアに対する専門職自身の理解が前提となる．直接的な報酬に結びつかない地域との連携・協働やチーム形成について，所属機関から「業務」としての理解が得られなければ，地域に出向くことはむずかしい．そのため地域の力と連携したチームアプローチの仕組みをつくるということには，地域の力と連携できるフォーマルケア，つまり事業体や専門職自身を強化することが必要不可欠となるのである．

　従来，フォーマルケアや行政は「住民をいかに活用するか」という発想のもと，「地域とともに仕事をする」という姿勢が弱かった．その結果，意欲ある地域住民は複数の活動に駆り出されることで疲弊し，また後継者が育たないという事態を招いてきた．加えて，フォーマルケアおよび地域における地域活動が連携・協働できずに活動を展開したことにより，既存の活動に屋上屋を重ね，混乱も生じてきている．こうした地域が早晩行き詰まることは目に見えており，地域における支援体制の早急なてこ入れが求められている．こうした現状において，各事業体・専門職・地域住民がチームを形成し，相互の理解と認識の深化に努め，まちづくりや自治とも連動したチームアプローチを介した地域包括ケアを展開していくことは，今後よりいっそう求められるものと考える．

【第1章Ⅵ．文献】
1) 高齢者介護研究会：2015年の高齢者介護（http://www.mhlw.go.jp/topics/kaigo/kentou/15kourei/3.html#2-2）．
2) 地域包括ケア研究会：持続可能な介護保険制度及び地域包括ケアシステムのあり方に関する調査研究事業報告書；地域包括ケアシステムの構築における今後の検討のための論点．三菱東京UFJリサーチ＆コンサルティング，1-4（2013）．
3) 白澤政和：地域包括ケアとは．日本認知症ケア学会誌，**12**（3）：553-554（2013）．
4) 筒井孝子：地域福祉権利擁護事業に携わる「専門員」の連携活動の実態と「連携活動評価尺度」の開発（上）．社会保険旬報，**2183**：18-23（2003）．
5) 千田歩美：組織統合度の違いからみた保健・医療・福祉の連携モデル．社会保険旬報，**2022**：15-18（1999）．

【第1章Ⅵ．参考文献】
　福山和女：ソーシャルワークにおける協働とその技法．ソーシャルワーク研究，**34**（4）：4-16（2009）．

Johnson L, Yanca SJ：Social work practice：A generalist approach. 7th ed., Allyn & Bacon, Boston, 2001（山辺朗子，岩間伸之訳，ジェネラリスト・ソーシャルワーク，ミネルヴァ書房，京都，2001）.

菊地和則：多職種チームの3つのモデル；チーム研究のための基本的概念整理. 社会福祉学，**39**（2）：273-290（1999）.

永田　祐：住民と創る地域包括ケアシステム；名張式自治とケアをつなぐ総合相談の展開. ミネルヴァ書房，京都（2013）.

（増田和高）

VII. エンド・オブ・ライフケアにおけるチームアプローチ

1. エンド・オブ・ライフケアとは

1）用語の定義

　エンド・オブ・ライフケアとは「診断名，健康状態，年齢に関わらず，差し迫った死，あるいはいつかは来る死について考える人が，生が終わる時まで最善の生を生きることができるように支援すること」[1]である．この支援プロセスでは保健医療福祉専門職は以下の5つの側面の視座をもつことが重要である．

　①その人のライフ（いのち・生活・人生）に焦点をあてる．

　②患者・家族・専門職が死を意識したときから始まる．

　③患者・家族・専門職が共に治療の選択に関わる．

　④患者・家族・専門職が多様な療養・看取りの場の選択を考える．

　⑤生活の質（QOL）を最期まで最大限に保つ．

　エンド・オブ・ライフケアでは，その人にとってのよい死を迎えられるようにすることを家族とともに目標とする，ことが実践の焦点となる．そのためには，病期としてではなく自分の生の一部としてエンド・オブ・ライフについて考え，周囲の人，大切な人と語り合う文化を創り出すことが重要である

2）エンド・オブ・ライフケアを必要とする人々と特徴的な臨床場面

　エンド・オブ・ライフケアの実践の焦点を考えると，エンド・オブ・ライフケアは，「人々が生老病死について考えるとき」と総じて考えられる．地域で支えるエンド・オブ・ライフケアが示すように（図1-7-1），人生の軌跡を描いたとき，さまざまな場面が想定される．人は生まれたときから生きていく道のりにおいて病気以外のさまざまな困難や悩みを抱えて，成長発達

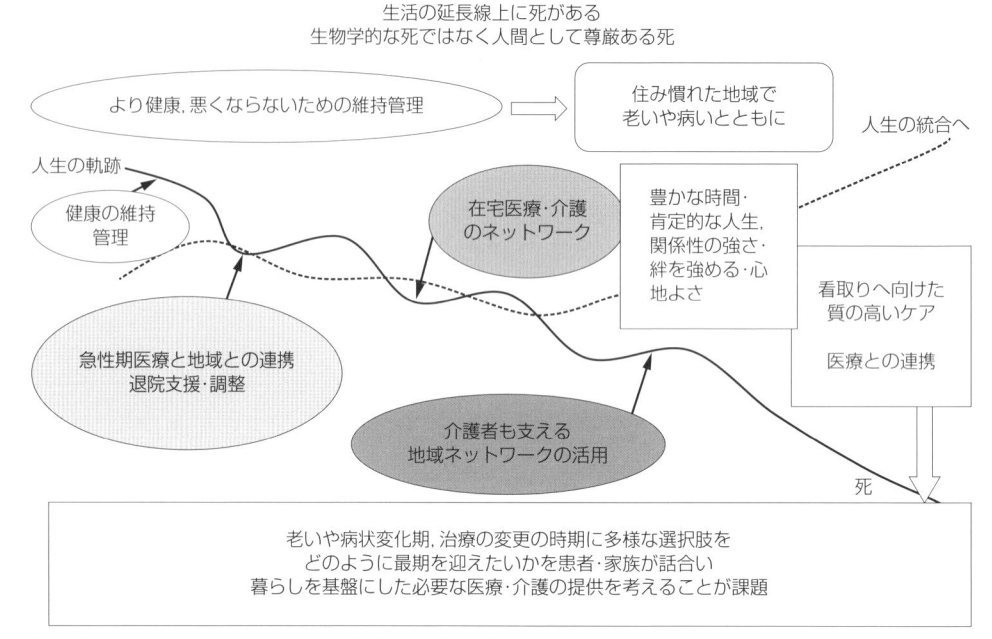

生活の延長線上に死がある
生物学的な死ではなく人間として尊厳ある死

より健康,悪くならないための維持管理

住み慣れた地域で
老いや病いとともに

人生の統合へ

人生の軌跡

健康の維持
管理

在宅医療·介護
のネットワーク

豊かな時間·
肯定的な人生,
関係性の強さ·
絆を強める·心
地よさ

看取りへ向けた
質の高いケア

医療との連携

急性期医療と地域との連携
退院支援·調整

介護者も支える
地域ネットワークの活用

死

老いや病状変化期,治療の変更の時期に多様な選択肢を
どのように最期を迎えたいかを患者·家族が話合い
暮らしを基盤にした必要な医療·介護の提供を考えることが課題

図 1-7-1　地域で支えるエンド·オブ·ライフケア

していく.その道のりの１つひとつが節となってその人の生き方を示していると考えられる.
それゆえ,エンド·オブ·ライフケアは広義には生涯教育として位置づけることができる.し
かし「ケアを必要とする人」は私たちがケア提供者として,その人と向き合うときであり,自
分では解決できないような健康問題に直面し,不安でどうすればいいか,結論を出せない状況
に立たされている人たちであると考えられる.

　選択や決定を迫られる場面として,死を予測させるような病気の診断を受けたとき（疾病の
診断·告知）,進行した悪性の疾患のために死期が迫っていると知らされたとき,感じたとき
（疾病の再発·進行,治療の中止,終末期の話し合い）,加齢による身体·精神機能の衰えを感
じたとき（老いや障害の自覚）,自分の家族が上記のような状況になったとき,身近な人の死を
体験したときと様々に考えられる.人々の生活が抗うことのできない老いや病によって「当た
り前の日常」が脅かされ,暮らし方や生き方を変えざるを得ない状況に遭遇する場面がその典
型的な場面と考えられる.

　そのため病状説明や治療方針の説明 IC（informed consent；インフォームド·コンセント）の
場面や退院支援·調整の場面が重要となる.これらは,患者·家族のだれもが健康状態の変化
を知らされ,衝撃を受けながらも,さまざまな選択や決定を迫られ混乱する場面である.この
ような機会に在宅ケアに関わるわれわれ専門家はエンド·オブ·ライフケアの局面として意識
し,入院や退院という機会を通じて「生と死」について考える機会や場を提供することが大切
である.その関わりは,これまでのインフォームド·コンセントという病状説明と同義ではな
く,本人と家族の情報共有―合意モデル（図 1-7-2）が重要であり,病状理解と治療やケアの

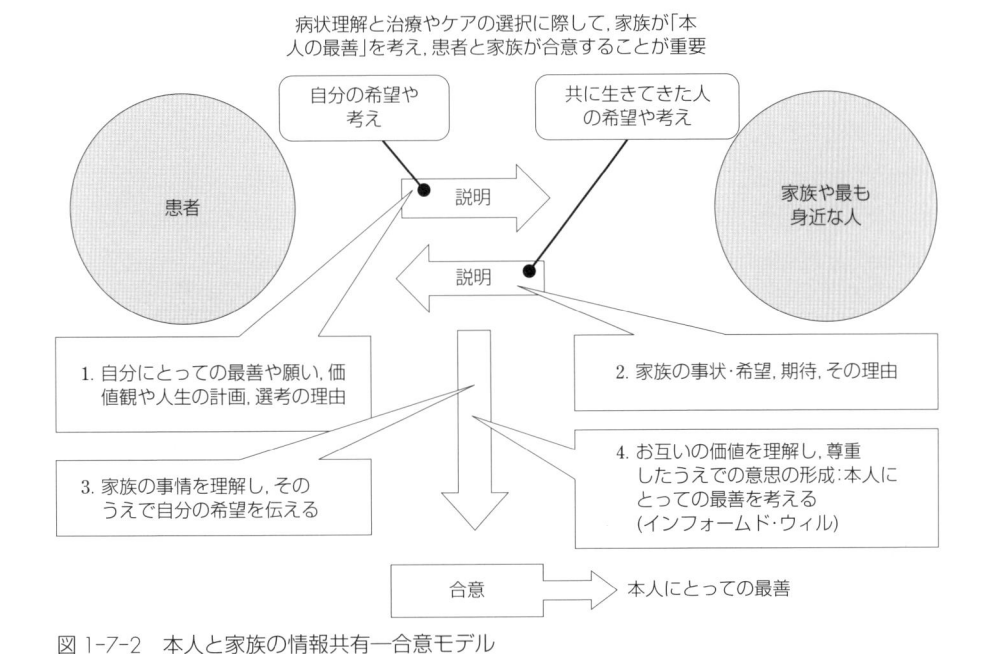

図 1-7-2　本人と家族の情報共有―合意モデル

選択に際して，家族が「本人の最善」を考え，患者と家族が合意することが重要なのである．生活と医療を統合し地域での暮らしをより豊かに過ごすために，地域の専門職はこれまで以上に積極的に患者・家族にとって最善の選択ができるように関わる必要がある．エンド・オブ・ライフケアはこのような機会を通じてケア提供者として，患者の意向を尊重したケアを志向するためにまずは患者に対し「どう生きたいか」の意思表明支援をする関わりが重要となる．

2．エンド・オブ・ライフケアを必要とする人への実践における構成要素

エンド・オブ・ライフケア実践に関する文献検討の結果から，エンド・オブ・ライフケアの実践は，6つの要素で構成されることが明示された[2,3]．それらは，①疼痛・症状マネジメント，②意思決定支援；死の準備教育と，実施してほしいケアの明確化，③治療の選択，④家族ケア；共に過ごす時間と関係性のケア，⑤人生の QOL を焦点化；人生の質や幸福とはなにか，⑥人間尊重；自律性の維持と尊重，である．これらの構成要素がチームアプローチと組織的アプローチを用いて機能的に連動することによって，成し得るケアとして考えられる．これら6つの構成要素を連動させることによって，ケア提供者は患者とその家族の価値観や選好に気づき，患者とその家族の意思表明を支援し，関係者と共有するための明確なコミュニケーションを通して到達する高度に個別化されたケアを提供する．その結果，やがて訪れる死までの「生」が安らかな最期のときを過ごすことに貢献すると考えられる．これらの要素は，一見すると，これまでの緩和ケアと本質は変わらないため大きな違いはないが，「この人はエンド・オブ・ラ

イフ期にある人である」とケア提供者が認識することが重要なのである.

3. エンド・オブ・ライフケアの実践を支えるチームアプローチと組織的アプローチ

エンド・オブ・ライフケアの6つの構成要素を有機的につなげ連動させていくためには,ケア提供者が日々の実践のなかで「この人はエンド・オブ・ライフケアが必要な人である」という実践の意図を意識するケア提供者の感受性とともにその実践を環境が必要である.すなわち,エンド・オブ・ライフケアを必要な人に関わる専門職がチームでケアの方向性を確認し合うこと,またそうした機会や場がつくれる仕組みや組織風土がエンド・オブ・ライフケアの実践を支えるのである.そのうえで,①疼痛・症状マネジメントを最優先に身体的な安楽を確保しながら,②意思決定支援;死の準備教育としてほしいケアの明確化,③治療の選択,④家族ケア;共に過ごす時間と関係性のケアをその人の大切な人と分かち合いながら,その人と家族がしてほしいケアを表明できるように支援するのである.

つまり,ケア提供者がケアの必要な人として同定すること,チームで共有すること,そのうえで「どう生きたいか」について意思"表明"支援をすることがエンド・オブ・ライフケアの中核であると考えられる.さらに,④家族ケア;共に過ごす時間と関係性のケア,⑤人生のQOL を焦点化;人生の質や幸福とはなにか,⑥人間尊重;自律性の維持と尊重,の実践では,地域やその人のコミュニティを視野に入れて考えることが含まれており,患者・家族ではなく,「その人とその人の大切な人たち,共に生活する人たち」として捉え,地域における生活の維持をケアの成果としてとらえていくものである[4].

エンド・オブ・ライフケアというと終末期医療特有の事前指示の明示や延命処置の選択を促すケアのようにイメージする.しかし,その選択肢は断片的に独立的にあるものではなく,時間や状況に依存して当事者の思いや考えは変化し揺れる.一方で支える医療専門職も同様に「この人にとって最善とはなにか」について自らを問い,正しい答えのないなかで悩む.それゆえエンド・オブ・ライフケアの実践は,絶えず患者と患者の大切な人たち,関わる医療職者との継続したコミュニケーションにより,相互理解と信頼関係を育みながら,不安や揺れる気持ち,悩みのプロセスが重要であり共に考えることそのものがケアとなる[4].こうした答えのない問いだからこそ,これまでどう生きてきたかというその人の状況,今後,なにが予測されどう変化していくのかという未来,そして今なにをすべきかという現在,をその人の生き方や人生という時間軸で考え,チームでその人のプロセスを共有し医療者としてなにをすべきかを議論し合意形成しながら考え続けていくことが重要となる[5~7].

言い換えれば,その人の病状や将来を見越して,このようなタイミングにあったケアの要素やプロセスは,ケア提供者が患者・家族の価値観や目標を理解し,これからの人生の計画も含んだ治療・ケアに関する話し合いのプロセス,アドバンス・ケア・プランニング(ACP;advance care planning)をていねいに実践することである.将来に向けてケアを計画する「ACP のプロセス」は,患者の気がかり,価値観を引き出すこと,個々の治療の選択だけではなく,全体的

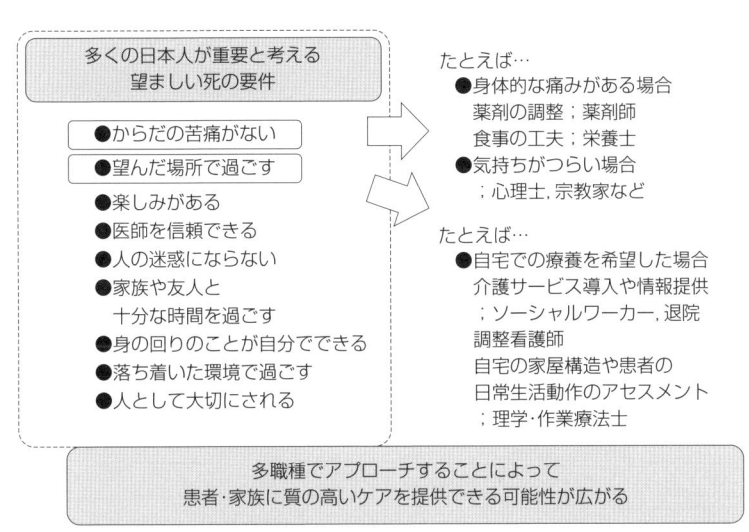

図1-7-3　望ましい死の実現に向けて

な目標を立てること，家族も含めて話し合いを行うこと，その過程が，「患者あるいは健常人が，将来判断能力を失った際に，自らに行われる医療行為に対する意向を前もって示すこと(事前指示；アドバンス・ディレクティブ)」にもつながる．エンド・オブ・ライフケアはこのプロセスを大切にし，「その人にとって最善」を関係者すべてが共に考え続けるケアなのである[8]．しかしACPはひとつの考え方であり，欧米から輸入されたものである．どのようにして意思表明を引き出すかはもちろん，どのような内容について対話すればいいのか，わが国の生活文化に根差した取り組みが必要である．

4．エンド・オブ・ライフケアにおける多職種アプローチの目指すもの

　エンド・オブ・ライフケアの実践プロセスは，その人が望む生き方を全うできるように支援することである．図1-7-3に示したように多くの人々が大切にしている望む生き方[9]を実現するためにはチームが必要である．またチームを組むことによって複雑で多様化した個々のニーズに対応することができる．また時間軸に沿ったケアを実現していくためにはチームもまた変化していく必要がある．

　最後に，エンド・オブ・ライフケアをチームで進めていくためにはいくつかの課題がある．なかでも重要な点は，現在ある患者・家族相談システムのなかにどのようにエンド・オブ・ライフケアの視点を盛り込み，カンファレンスや事例検討などチームアプローチを促進する取り組みをどう進めていくかという現実的な課題である．その一方で病棟や外来での業務改善や地域との連携などを組織的アプローチとして地域医療現場のなかで，どう実現するかという課題である．そしてさらに重要なことは，関わる医療者の意識変革や知識を備えることである．医師や多職種，患者においては大切にしていることが異なり，患者は病気の治療よりも生きるこ

とそのものに関心があることが報告された[10]．すなわち，本当の意味での患者中心ということの理解とエンド・オブ・ライフケアとはなにかという新たな概念をその実践に見いだすこと，そのために要する知識・技術，について学ぶことができる教育プログラムが必要である．その内容は従来の緩和ケアの知識・技術に加え，医療者自身が当事者として自分の人生の最期をどのように迎えたいかについて自らの考えを意識化することや日本の生活文化に合った支援の方法を基盤にしたプログラムであることが必要である．

さらに，チーム医療は専門家だけで行うものではない．すべての国民に「自分の人生の最期までどのように生きたいか」を考え，専門職と患者とが共に語り合う機会を提供するエンド・オブ・ライフケアの推進プログラムとして開発し普及していく必要がある．病院中心の医療の歴史が長く大病院志向や病院にお任せすれば安心という国民の意識が強いわが国においては，生かす医療ではなく，「自分らしく生きるための医療」への転換が求められている．医療者のみではなくすべての国民が考え，地域社会全体が老いも若きも語り合い，自分の大切な人とときを共にし，年を重ねる価値を創造することが重要と考える．

【第1章Ⅶ. 文献】

1) Izumi S, Nagae H, Sakurai C, et al.：Defining End-of-life care from the perspective of nursing ethics. *Nursing Ethics*, **19**（5）：608-618（2012）.
2) 長江弘子，和泉成子，櫻井智穂子，ほか：患者家族の生活文化に即したエンド・オブ・ライフケアとは；領域横断的アプローチの視座から．第31回日本看護科学学会学術集会講演集，176（2011）.
3) 長江弘子：看護実践にいかすエンド・オブ・ライフケア．2-36，日本看護協会出版会，東京（2014）.
4) 長江弘子：看護実践にいかすエンド・オブ・ライフケア．10-14，日本看護協会出版会，東京（2014）.
5) 西川満則，横江由理子，中島一光：高齢者を総合的に機能評価し理解し支える医療とケア：エンド・オブ・ライフケアチームの意義．乳癌の臨床，**27**（3）：269-276（2012）.
6) 西川満則：End-Of-Life Care Team による意思決定支援の取り組み．週刊医学会新聞，第2996号，（2012）.
7) 長江弘子編：看護実践に生かすエンド・オブ・ライフケア．24-30，日本看護協会出版会，東京（2014）.
8) Advance Care Planning：A Guide for Health and Social Care Staff. National End of Life Care Programme（http://www.endoflifecare.nhs.uk/assets/downloads/pubs_Advance_Care_Planning_guide.pdf, 2015.4.4）.
9) Miyashita M, Sanjo M, Morita T, et al.：Good Death in cancer care?nationwide quantitative study. *Ann Oncol*, **18**：1090-1097（2007）.
10) Steinhauser KE, Clipp EC, McNeilly M, et al.：In search of a good death：observations of patients, families, and providers. *Ann Intern Med*, **132**：825-832（2000）.

（長江弘子）

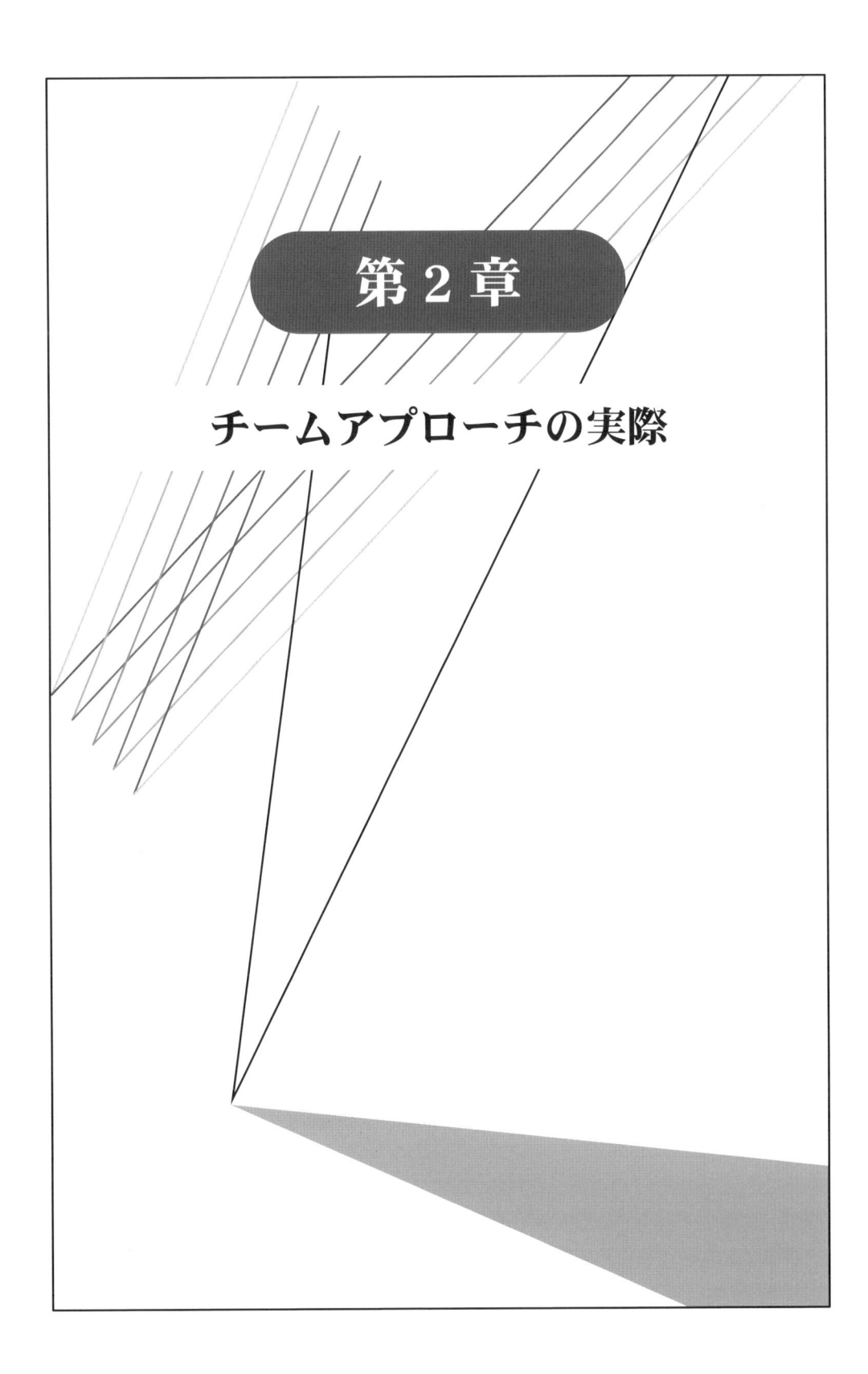

第2章

チームアプローチの実際

I.　自己ケア・インフォーマルケア・フォーマルケアの連携

1．定義

1）自己ケア

　自己ケアとはセルフケアとも表現される．これらの意味することは，1人ひとりが心身の健康問題に対し自ら気づき，その健康を維持・増進するために主体的および適切に対応することなど，自分で自分の健康を管理することとされてきた．そのため，具体的な意味として，疾病予防，健康維持，疾病の早期発見，治療と社会復帰を含めた内容を目的とする自分自身のための健康管理の過程を指している．

　在宅ケアにおいてはこれらに加えて，疾病や身体的健康の側面だけではなく，精神的健康の側面や，ADL（activities of daily living；日常生活動作）の低下など日常生活を送ることに何らかの支障が生じた場合を含めるなど，より広範囲に及ぶ多義的な自己管理に焦点をあてる必要がある．たとえば，慢性疾患を抱える高齢者や障害者が，病気や障害を抱える不自由さを感じながらもそれを受け止め，在宅療養の生活を主体的にプランニングし実行するという，自己ケアの水準を高められるよう，援助者は支援していく視点が重要となる．このように，高齢者や障害者が援助者の協力を得ながら自らの健康側面を含めた生活問題に取り組む，自己ケアの重要性が強調されている．

2）インフォーマルケア

　インフォーマルケアとは，対象や基準を限定せず主体的に展開されるケアであり，具体的には家族や親類，近隣住民やボランティアなど，自然発生的に形成された集団による私的な関係からのケアを指す．これら，インフォーマルケアの特徴として，公的機関等によるいわゆるフォーマルケアでは対応できない，フォーマルケアの隙間を埋めるような方法で，ケアの受け手が利用しやすく個々の個別性に合わせたケアを提供できる点が挙げられる．一方で，インフォーマルケアが発展し，フォーマルケアへと位置づけられ，公的な制度に基づいたケアに至る場合がある．たとえば，認知症高齢者を介護する家族同士の情緒的なサポートによるボランタリーなケアの場（介護者の集いなど）が，やがて公的に予算化され，フォーマルケアとして発展的により開放的な場として位置づけられることもある．

3）フォーマルケア

　フォーマルケアとは，国や県，市町村など公的機関等によって制度化され実施している保健

福祉サービスなどの社会的なケアサービスを意味する．その運営には，予算の執行および利用要件や内容に関して一定の基準・手続きがあるなど公的な規制が働くが，ケアサービスの内容としては専門性が高く，安定した供給が可能である．

　具体的には，介護保険制度による各種のサービスや日常生活自立支援事業などの社会制度によるもの，地方自治体で独自に制度化されたサービスが挙げられる．加えて，社会福祉法人や医療機関などのような公共性・公益性の高い施設・機関から提供されるケアサービス，民生委員による地域住民への相談支援や見守りなどもフォーマルケアとして挙げられる．さらに，自治体から運営委託を受けている機関・団体からのケアサービスも含まれる．

　これらのフォーマルケアの特徴は，法律などによる位置づけと公的責任が付随し，ケアサービスの提供に関する責任の所在が明確であることである．一方，インフォーマルケアと比較して，柔軟な対応ができない難点がある．

2．内容

　自己ケア，インフォーマルケア，フォーマルケアについては，ケース（ケア）マネジメントなどの関連でその内容にふれている文献はあるが，それぞれの内容について個別に解説しているものが多い．したがって，この3つのレベルのケアの関連性・連動性について言及している文献は数少ない．本稿では，ケースマネジメントあるいはケアマネジメントの文脈で3つのレベルのケアを論考する．なお，ケースマネジメントはケアマネジメントともいわれているが，その意味する内容は同一のものと筆者はとらえている．

1）自己ケア

　本稿では，比較的この自己ケアについて言及している，Moxley D.P.[1]のケースマネジメント書を引き合いに出しながら，在宅におけるケースマネジメントのコンテキストを前提に論考を進めていく．Moxley によれば，ケースマネジメントの核はケースマネジメントの焦点でもあり，その焦点のひとつとして「自己ケア」を挙げている．これは，「利用者支援ネットワーク」における主体的ケアの活動や課題に励む利用者の能力や力量を指す．この「利用者支援ネットワーク」は，5つのケースマネジメント機能（アセスメント，計画策定，介入，モニタリング，評価）を適用することを通して，組織され，調整され，維持されるものである．つまり，この5つのケースマネジメント機能は，利用者の「自己ケア」を創出するものである．表2-1-1は，ケースマネジメント機能と「自己ケア」の関連を示すケースマネジメント活動の例示の抜粋である．この表からも分かるように，ケースマネジメントの各機能は，「自己ケア」の実現に向けて構築されていく．

　さらに Moxley は，ケースマネジメントの成果のひとつは，利用者自身を支えると同時に利用者自身が自分のニーズを充足する能力を向上させることにあるという．つまり，利用者の自己ケア力を維持・向上させていくことである．ケアマネジャーが利用者ニーズをアセスメント

表 2-1-1　ケースマネジメント機能と自己ケアの関連性

ケースマネジメントの機能	自　己　ケ　ア
アセスメント	日常生活のニーズ，身体的な移動能力，社会的対人関係技能，精神的健康状態，自己を擁護する能力について調べる．
計画策定	利用者の技能と力量に焦点をあて，機能的な状態と生活の質の改善を計画する．
介　入	自分のニーズや利益を擁護することを，利用者が可能なときに教示し，自分のケアにもっと関わるよう教示する．
モニタリング	利用者の技能や力量の向上を示す指標をモニターする．
評　価	サービスが改善したことによって，利用者の機能的な状態，生活の質，満足状態がどうなったかについて見直す．

〔Moxley DP：The practice of case management. SAGE Publications, California, 1989（野中　猛，加瀬裕子監訳，ケースマネジメント入門，14，中央法規出版，東京，1994）の表 1-1 を一部抜粋し改変〕

する際，自己ケアの要素をどのように利用するのか，そのための，自己ケア能力と限界を知るための機能と状態のチェックリスト（アセスメント項目）を作成している．その大項目は 4 つあり，①身体的，②認知的，③情緒的，④行動的の各側面である．このように，ケアマネジャーは利用者の各機能を十分に慎重にアセスメントすることによって，「自己ケア」の能力をもアセスメントする．このことは，前項の「自己ケア」の定義内容とも重なる．すなわち，利用者が主体的に自分自身の生活問題に対してプランニング（計画策定）していく際，ケアマネジャーはその前段階として利用者の自己ケア能力をアセスメントし，その結果を利用者が活用あるいは応用して自分自身でプランニングできるようにサポートする役割を担う．

　このように，ケアマネジャーは利用者自身がケアマネジメント過程において，主体的な判断ができるように働きかけることが重要である．そのことが，利用者の自己ケア能力を形成し強化し，さらには拡大していくことにつながっていく．これは，ケアマネジメントの最終的な目標であると同時に，利用者が在宅で生活を送るうえでの問題解決能力の強化とその主体性に連動する．そのため，利用者が自分自身のなかにある自己ケア能力に気づき，自分の健康をはじめとする生活問題の解決は自分で行うという責任をもち，判断して行動することが重要になる．ケアマネジャーをはじめとする援助者は，この過程の段階と程度に応じて援助していくことが必要となる．その結果，自己ケア（セルフケア）能力の高い人は，主観的幸福感も有意に高いことが分かっている[2]．

2）インフォーマルケア

　これまでのインフォーマルケアに関する研究においては，よりミクロな家族を中心としたインフォーマルなサポートの研究が積み重ねられてきたといわれる[3]ように，インフォーマルケアの基本は家族によるケアであろう．昨今の在宅高齢者の場合，ひとり暮らし高齢者や高齢者

夫婦が増えてきている状況から，別居家族もここでは「家族」に含まれる．また，その別居家族からのケア提供が困難な場合は，親族や友人，近隣住民による関わりも必要になる．Moxleyは，家族，友人，インフォーマルな援助者などからなる社会的ネットワークは，フォーマルな対人サービス供給体制からは得られない，あるいは達成できない資源を供給することができると述べている．このことから分かるように，インフォーマルケアは，利用者の生活問題の解決を達成するうえで，臨機応変で柔軟な対応ができる点が特徴である．具体的には，生活に必要な物資の提供などが代表的である．

　たとえば，買い物や調理ができにくくなるなど ADL が低下して，栄養状態がよくないひとり暮らし高齢者の場合，自治体などが行う配食サービスや介護保険などでホームヘルパーを利用するとなると，原則的には申込書の提出や査定など時間を要するが，別居家族や交流のある近隣住民による買い物の代行や食事の提供などのインフォーマルケアによって，在宅生活が継続できることが挙げられる．このように，インフォーマルケアは緊急時にも体制を構築することが可能な資源として用いることができる．

　一方，在宅ケアの対象は高齢者だけではない．在宅要介護高齢者を介護している家族は地域で孤立しやすいことが指摘されているが，このような家族介護者同士の交流のために家族会などが各地で開催されており，家族介護者同士のさまざまな情報交換の場や，在宅介護による精神的負担の軽減に一定の効果を上げている組織もある．代表的なものとして，認知症の人と家族の会が全国組織として存在する．また，近年では東京都内や神奈川県内を中心に家族介護者が自ら立ち上げた介護者の会をネットワークで連携する団体や，ケアラー（介護者）という名称を用いて介護者支援を行う活動団体も存在する．

　在宅介護を行っている介護者同士の交流会のなかには，フォーマルケアとして発展して自治体が後方支援することもある．具体的には，地域包括支援センターの任意事業で運営される家族介護教室などの家族介護支援事業が挙げられる．このようにインフォーマルケアを利用する者として，家族介護者もその対象者として挙げられる．

　インフォーマルケアを利用しながら，高齢者や家族介護者が前項のような自己ケアを図れるよう，在宅ケアの支援者（たとえばケアマネジャー）は援助を展開しなければならない．つまり，在宅ケアの最大の目標は個々の高齢者やその家族介護者の自己ケアにあり，インフォーマルケアはその方法のひとつである．高齢者や家族介護者が，自分自身が直面している生活問題を解決するにあたり，自分で問題点を認識しそれに対してどのように解決に導くかの道筋や見通しをつけ，そのためのプランニングを行い実行する．その際に，生活問題はなにか，その解決方法にはどのような方法があるのか，解決するにあたり利用可能なインフォーマルケアとしての資源が，どこにどのように存在するのか，側面的に支援するのがケアマネジャーである．

　Moxley は，ケースマネジメントは，フォーマルおよびインフォーマルな援助体制の間に橋渡しをする仕組みを提供することが可能であると述べている．つまり，自己ケアを最終目標とする在宅ケアにおいて，それを実現する 2 つの領域にまたがる方法を提示している．そこで，次にフォーマルケアの内容について説明する．

3）フォーマルケア

　フォーマルケアの代表的なものは，介護保険制度による各種の在宅サービスであろう．また，その在宅サービスを提供する職種も公的な資格を取得している者によるものがほとんどである．社会福祉士，介護福祉士，介護支援専門員，医師，看護師，理学療法士，作業療法士，薬剤師，管理栄養士，歯科衛生士などの専門資格取得者をはじめ，訪問介護員などのように研修を修了して取得する資格者などによるサービス提供がほとんどである．

　さらに，民生委員も無償ではあるがフォーマルケアのサービス資源として位置づけられる．

　また，サービス提供機関は市町村などの行政機関，社会福祉法人をはじめとする各種の法人，介護保険法に基づく一般の民間企業によるものが多いのも，フォーマルケアの特徴である．これらのフォーマルケアサービスは，行政直営型と行政委託型があるが，いずれもサービス提供機関としての責任の所在が明確であること，全国的に提供されており安定した供給体制であることが特徴である．

　加えて，介護保険制度のほかに老人福祉法，成年後見制度や日常生活自立支援事業，各種社会保険制度など，高齢者向けの公的な制度の活用もフォーマルケアに含まれる．これらの制度には，利用対象者や利用時間などの利用条件が設定されており，高齢者ならだれでも利用できるケア体制になっているとは言い難いが，これらの制度による「利用者」に位置づけられれば，全国的に共通のケアを利用することが可能となる．このような公共性・公平性に基づいたケア体制であることは，フォーマルケアにおいて必然的である．

　フォーマルケアにおいて，高齢者ケアにおける制度・政策的なアプローチはマクロレベル的な位置づけとして，自治体や公的サービスによる提供はメゾレベルとして布置される．

　一方，インフォーマルケアを担うボランティアの労力のもと，フォーマルな行政の財政的基盤や補助によって，配食サービスが提供されるような場合もある．このように，フォーマルケアかインフォーマルケアかという位置づけを明確に区分することはきわめて困難な在宅サービスが考えられる．このような供給体制の場合には，フォーマルケアとインフォーマルケアの中間型ケアと位置づけることができる．

　ケアマネジメントにおいては，フォーマルケアとインフォーマルケアのどちらか一方を取り入れるのではなく，相互補完的に組み合わせるいわば在宅ケアにおける両輪のようなものであるといえる．

3．3つのケアの関連性

　自己ケア・インフォーマルケア・フォーマルケアの連携を検討するにあたり，その関係は図2-1-1のようになるであろう．この図からも分かるように，在宅ケアにおけるインフォーマルケアとフォーマルケアの両者の目標が自己ケアを高めること，さらにケースマネジメントの視点から，インフォーマルケアとフォーマルケア両者に働きかけてその動きを振動させながら，両者の架け橋となることが分かる．このような概念図を念頭におきながら，3つのケアの関連

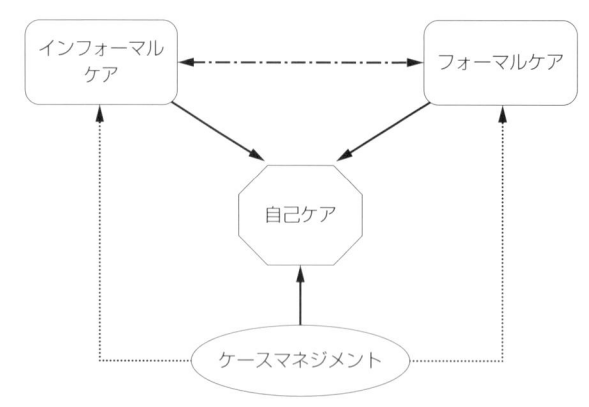

図 2-1-1　自己ケア・インフォーマルケア・フォーマルケ
ア・ケースマネジメントの関係図

性について事例で確認していく.

　A子さん（女性，78歳）は，2年前に脳梗塞を患い要介護2の判定を受けて，自宅でひとり暮らししている. 高血圧や骨粗鬆症などがあり，手押し車で近隣の診療所に通院している. 最近，A子さんはもの忘れを自覚するようになってきた. ケアマネジャーに依頼して，デイサービスと訪問介護を週2日ずつ利用している. 週末には，別居の娘が来訪し買い物や入浴の見守りなどを行っている. 俳句の会の友人が，週に1，2度身のまわりの簡単な手伝いや，買い物，玄関の掃除など手伝ってくれる. 民生委員が月に1回程度訪問して，なにかと相談に乗ってくれる.

　A子さんは，介護保険を申請してケアマネジャーにケアプランを依頼していた1年半前は，ひとり暮らしの不安からかケアマネジャーや他者に生活全般にわたって頼りっきりになり，在宅サービス利用時もケアマネジャーの提案に任せきりの生活を送っていた. やがて，ケアマネジャーや友人，民生委員などからの支援を利用しているうちに，ひとり暮らしの生活を自信をもって送ることができるようになり，デイサービスや通院，買い物，俳句の会に主体的な気持ちで出かけるようになっていった. 特に，自分の身体的な健康をどのようにしたら維持できるのかを考えるようになり，なにか気がかりなことがあればケアマネジャーやかかりつけ医に相談することによって，解決策を自分の意思で選択し，実行に移すことができるようになった. もの忘れがでてきたことも気になっていたが，デイサービスでの知人や友人，かかりつけ医や民生委員とそのことを話しているうちに，「もの忘れがあっても受け止めよう」という前向きな気持ちになることができた. 最近では，市が開催する認知症に関する講演会に出席しようと思い，参加を申し込んだ.

　このようなA子さんの生活状況から，自己ケアについては，どのように考えられるだろうか. 介護保険の認定を受けた当初は，ケアマネジャーによるケアプラン作成過程においては受動的な姿勢で，おそらく抑うつ的な気分で日々をすごしていたことと考えられる. その後，フォーマルケアとしてのケースマネジメントをはじめ，デイサービスや訪問介護，通院や民生

委員とのネットワーク，インフォーマルケアとしての娘や友人の助言や手伝いなどを活用するなかで，A子さんは自分自身の抱えている生活問題の解決や軽減に向けて，自己決定に基づいて望ましい状態を設計し，それを維持することができたのではないか．その結果として，もの忘れへの受容や認知症講演会への出席という能動的な生活を送るようになったのではないかと考えられる．それは，自立に向けた生活であり，周囲のケースマネジメントメンバーはA子さんの自立支援のメンバーでもあり得るということが考えられる．このように，自己ケアは高齢者の自立を助長可能なものとする重要な概念と位置づけられる．

4．3者の連携の課題

　自己ケア・インフォーマルケア・フォーマルケアを一連の関連性があるものとして論じられることは少ない．しかし，前述の事例でみたように実際場面では，この3つのケアは相互に関連性がある．インフォーマルケアとフォーマルケアは相補関係にあるため，おのおのの項目で論じられることが多いが，この2者と自己ケアとの関連性が論じられることが少ないため，今後は3者のケアの関連性を理論的・実践的に実証していくことが課題である．

　特に自己ケアの概念や実際的な取り組みは重要である．宮本[4]は，「今，求められているのはケアの時代からさらにセルフケア（自己ケア）の時代への転換」（括弧内は引用者）と述べ，その条件として，①だれもが心身の健康に関心を寄せ，しかも適切な判断力を備えること，②セルフケアが適切に行われるように援助する人と，それを支えるシステムや場の確保，としている．同じく宮本は，「セルフケアについて考えるには，自立という概念の検討を欠かせない．自立とは，自分自身の抱えている生活上の問題の解決に向けて，自己決定に基づく自己管理を行うことである」とも述べている．これらのことから，自己ケアの適切な実現に向けた環境づくりが必要である．自己ケアを図る高齢者本人の自立を支援する，つまり自立支援という環境の下，支援を受ける側をどのようにとらえなおすかという人間像と，支援者との支援関係をどのように構築するかが課題である．

【第2章Ⅰ．文献】
1）Moxley DP：The practice of case management. SAGE Publications, California, 1989（野中　猛，加瀬裕子監訳，ケースマネジメント入門，中央法規出版，東京，1994）．
2）矢野香代：在宅高齢者のセルフケア能力，主観的幸福感，及び生きがい．川崎医療福祉学会誌，**14**（2）：383-388（2005）．
3）山口麻衣：フォーマルケアとインフォーマルケアの関連の研究と選好研究の接点．ルーテル学院研究紀要，44：63-78（2010）．
4）宮本真巳：セルフケアの援助．教育と医学，**48**（2）：13-19（2000）．

（久松信夫）

II. 退院支援とチームアプローチの現状と問題点
──急性期病院から回復期病院を経て自宅に戻る過程での
チームアプローチ──

1. 退院支援の基本的考え方

最初に退院支援について確認しておきたい.

わが国では，高齢化，先進医療の進展，医療費高騰を背景に，厚生行政は費用抑制策とサービスの質向上を推し進めている. その一環として，診療報酬においては，改定ごとに退院支援に対する加算が進んでいる. すなわち，「施設から在宅へ」の政策はますます進んでいる. しかし，医療の受け手である市民にとって，退院は必ずしも喜ばしいこととはなっていないのではないであろうか. たとえば，入院期間が短くて不本意であることや，病状の説明なしに地域サービスの紹介がなされることなどがある.

福島ら[1]は，退院支援を以下のように定義し，6つの必須要素を挙げている.

1）定義

退院支援とは，患者の早期退院とケアの質保証を目的として，入院中の患者とその家族を対象に，退院後の療養を含む生活全体の問題を想定し，その解決を目指してケアプランを立て，実施し，評価する一連のケア過程であり，その一連のケア過程を展開可能とする病院のシステムである.

（1）必須要素

①早期に退院支援に着手する.

②多職種によるチームアプローチで行う.

③地域と連携する.

④ケアプランは地域資源・サービスの組み立てを主とする.

⑤家族をケアする発想をもつ.

⑥患者・家族の参加と同意が必要である.

退院支援は早期退院を目指すが，同時にケアの質も保証するものであり，患者・家族が安心して退院できるようにする取り組みである. そして，在宅での生活は医療問題・課題への対応のみではなく，まさに生活のなかに療養があるところから，多面的な視点から退院支援が求められる. だからこそ，多職種によるチームアプローチが必須なのである.

2．退院支援におけるチームアプローチ

　退院支援や地域連携を評価する診療報酬体系が整備され，地域のケアマネジャーや訪問看護師等，多職種協働による退院前カンファレンスの開催が促進されている．

　2011年に実施された入院医療機関における退院調整の実施状況に関する調査[2]は，定期的な会合や患者情報の共有を行うなどの連携を行っている施設数が増加していることを示した．また，その効果として「自宅退院が増えたか」に対しては，「どちらともいえない」が最も多く約6割を占めたものの，「おおいにあてはまる」「あてはまる」を合わせた割合は「あまりあてはまらない」「あてはまらない」を合わせた割合より高かった．さらに，「他施設との連携の重要性について，院内のスタッフの理解が深まったか」に対し「おおいにあてはまる」「あてはまる」を合わせた割合は約6割，「他の医療機関や介護保険施設・事業所等との連携がよくなったか」についても「おおいにあてはまる」「あてはまる」を合わせた割合が約7割を占めた．ここから，他の医療機関や介護保険施設・事業所等との連携は，自宅退院の実現可能性を高めるだけでなく，スタッフの意識や施設間の関係性を良好にし，今後の退院支援・調整を進めていくうえでも肯定的な影響を及ぼすことが示唆される．

　退院調整における外部のカンファレンス参加者は，訪問看護ステーションや居宅介護支援事業者が多く，院内の参加者では「看護師」「担当医」「社会福祉士」「理学療法士」の割合が高かった．多職種参加型カンファレンスの企画・開催は，医療機関における退院支援の課題解決・発展に向けた重要な方策のひとつ[3]に位置づけられ，院内・院外の多職種との連携，すなわちチームアプローチによる退院支援が推進されている．

　チームで関わることにより，患者・家族の思いをさまざまな側面から知ることができ，より対象のニーズに沿った具体的な目標設定，および支援体制の構築が可能になる．

　病棟看護師は，患者・家族との接点が最も多く，患者・家族の退院後の療養生活に向けた思い，人間関係，介護力等を把握しやすい立場にある．しかし，家族への気兼ねから患者は必ずしも本音を語らず，看護師にとって都合のよい時間に家族の面会があるとも限らず，患者・家族の思いを引き出すことは容易ではない．また，患者・家族には，在宅療養生活のイメージが描けるほどの情報がなく，適切な療養場所を選択できるよう支援するには相当の時間を要する．それだけに，ひとりの看護師で患者・家族の思いをとらえることも，抱える困難に立ち向かうことにも無理がある．チームアプローチが不可欠である．

　特に急性期病院では，急性期治療が優先され病状も不安定なことから，個別的，長期的な見通しに基づく退院支援の着手が遅れがちになる．カンファレンスの必要性は認めても，時間的な制約から，多職種による包括的なアセスメントを行って方針を共有するといった機会は限られると推察される．回復期リハビテーション病床や療養病床に比較し，急性期病床における退院前カンファレンス等へのリハビリテーション職種の関与が低いといった報告[4]は，これを裏づける．

　退院前カンファレンスにより，支援の方向性を共有する，起こりうるリスクを予測し，在宅

療養に必要な物品がスムーズに準備できることで在宅移行が円滑になる[5]．また，関連職種が直接面会することにより，緊急時の連絡体制や役割分担の共通認識ができることから安心感につながる，サービス内容の確認と対応能力の限界が分かり対処しやすくなる，といった退院前カンファレンスの効果[6]が示されている．一方で，状態を分かっていない看護師が参加し，担当医師・看護師不参加で開催されたため，医療的な管理や病状経過の説明があやふやになる，退院前日，果ては当日開催されたため，まったく事前調整ができないといった問題[7]も報告されている．これらは，退院前カンファレンスがタイムリーに開催されていないこと，効果的なカンファレンスとするために必要な，医師をはじめとした院内スタッフの協力が得られていない状況を示している．

対人援助におけるチームでは，患者・家族が抱える困難に対して支援するという意図を共有し，それを遂行するために，職種や機関の異なるメンバーがそれぞれの役割を果たしつつ集団的な活動を行う[8]．メンバーはそれぞれ異なった複数のケースを担当しているために，自分がチームの一員であるという自覚が乏しくなりやすい[8]．また，職種や機関が違えば，考え方や技術は異なる．だからこそ協働する意義もある．相手が同じ発想や価値観をもつという幻想ははじめから抱くべきではない．カンファレンスという，目的と情報を共有し，話し合える場の存在は，それだけに重要な意味をもつと考える．

3．急性期病院から回復期病院を経て自宅に戻る過程の実際

次に，地域医療支援病院での実際について，1病院から聴取した内容を整理した．

1）救急病棟における早期リハビリテーションの導入

退院支援を行うという前に，急性期で入院した患者の ADL を低下させてしまう，または合併症を発生させてしまうと，結局在宅にはもどれなくなってしまう．その時その時，必要な看護がしっかり提供されなければ，患者をよりよい状態に維持できない．療養生活の選択肢を狭めてしまうことになる．そこで，救急病棟に入院しているときから，早期にリハビリテーションを導入することで ADL 低下を回避し，在宅療養という選択肢を残せるようにした．

2）「ICU ラウンド」の定例開催

急性期の段階から，退院支援・調整の困難が予想される，リスクの高い患者を見つけるために，「ICU（intensive care unit：集中治療室）ラウンド」（通称）を開始した．土台となるカンファレンスがあったわけではなく，必要だという声から始まった．新規入院や容態変化もあるため，毎日朝 10 時から約 30 分程度開催している．救急病棟から退院（転院）する患者もいるので，短期間のなかで機敏な対応を要する．救急病棟師長，退院調整看護師，リハビリテーションスタッフ（以下，リハスタッフ），医師が毎日病棟内をラウンドしながら，話し合う．医師は参加しないこともあるが，病棟にはいるので声をかけ確認すべきことはしている．

3）病棟看護師，退院調整看護師，MSW で役割を分担した退院支援の展開

　入院前から介護保険の認定を受けケアマネジャーがついているケースは，病棟看護師が退院支援を担当する．しかし日々の業務に追われ，リハビリ指示を医師にだしてもらうよう退院調整看護師から病棟看護師に依頼しても遂行されない場合がある．

　精神疾患・生活保護受給・転院といったケースは，医療ソーシャルワーカー（medical social worker；MSW）が担当する．

　介護保険の新規申請，ターミナルのケースは，退院調整看護師が担当する．

　各病棟にはリンクナースを配置している．加えて，退院係を配置している病棟もあり，退院支援の漏れがないかチェックしている．

4）病棟カンファレンスの定例開催

　曜日ごとに異なる病棟で，毎週15時半に定例で病棟カンファレンスを開催している．病棟看護師，退院調整看護師，医師，リハスタッフが参加する．もともとは，リハスタッフが実施していたカンファレンスが土台になっている．以前は，リハビリテーションの状況をその都度病棟看護師がリハスタッフに確認していた．それが病棟で看護師とリハスタッフによるカンファレンスという形になり，医師もはいって，退院支援のための多職種カンファレンスとなった．病棟看護師のみのカンファレンスを開いている病棟もある．

　リハビリをしながらゆっくり関わる機会があるためか，リハスタッフのほうが患者の退院に向けた思いや不安をしっかり聞いている場合もある．

5）タイムリーな拡大カンファレンスの開催

　医師（参加しない場合もある），受け持ち看護師，退院調整看護師，PT（physical therapy；理学療法士），事例に応じて OT（occupational therapy；作業療法士）/ST（speech-language therapy；言語聴覚士），患者・家族，地域の関連職種（小規模多機能施設の職員，デイサービスの職員，訪問看護師，ケアマネジャー等）が参加する．患者・家族にも可能な限り参加してもらう．患者・家族に納得してもらいながら，進めていくことが大切である．そうしないと，「おまえたちが勝手に決めて……」と患者が家族に対して不満をもつ原因になる．

　司会は，ケースを担当する病棟看護師，あるいは退院調整看護師が行う．

　事例にとってのそのカンファレンスのゴール（目標）を定め，たとえば，拡大カンファレンスで退院日を決めたいという場合には，事前に根回しもする．若手の病棟看護師が司会の場合は，ケースについて説明するだけ，ただ集まっただけで終わってしまい，なにも決めない，決まらないカンファレンスになってしまうこともある．

　入院前から介護保険サービスを使っていた人の場合，今回の入院でどのような状態の変化があったのか，追加すべきサービスはなにかを判断するために，ケアマネジャーはこのカンファレンスを重視している．地域の施設職員にとっても，食事の注意や，デイサービスで気をつけたほうがよいことはなにかなど，細かいことまで情報が得られる場になっている．

　医師によっては，看護師からみて在宅療養に移行して往診でフォローしたほうがよいのではないかと思う段階にきても，予想に反して入院治療を継続する場合もある．拡大カンファレンスの開催時期については，「この人は，そろそろだろう」との予測をもち，主治医が「そろそろ退院……」といったときにタイミングを外さないよう，速やかに開催できるようにしている．しかし医師の決定に任せているため，タイムリーに開催されないことはある．定例の病棟カンファレンスでも「そろそろだね」と話し合っていたのに，漏れてしまい，いきなり「退院になった．明後日退院，よろしく」と，金曜日の夕方に医師から連絡がある一方で，この事例であれば在宅可能と判断していても，その意向すら確認してはもらえず，医師が「在宅は無理だから，転院の話をしておいたよ」という場合もある．タイムリーに開催することが課題といえる．

6）回復期リハビリテーション病院等との連携

　地域の受け入れ施設の介護力がさまざまであり，施設によっては，「これ（尿道カテーテル等）がついているからだめ」「レクリエーションができる人でないとだめ」といった症例の選別がある．

　より円滑な受け入れを実現するためには，回復期リハビリテーション病院での入院期間も，在宅療養を目標にした効果的・効率的な展開にしていく必要がある．

【第2章II. 文献】
1）福島道子, 河野順子：入院時から始める退院支援調整. 第2版, 19-23, 日総研出版, 名古屋（2010）.
2）厚生労働省：平成22年度診療報酬改定の結果検証に係る特別調査（平成23年度調査）：在宅医療の実施状況と医療と介護の連携状況調査報告書.
3）藤澤まこと：医療機関の退院支援の質向上に向けた看護のあり方に関する研究（第二部）：退院支援の課題解決・発展に向けた方策の検討, 岐阜県立看護大学紀要, 13（1）：67-80（2013）.
4）川越雅弘, 備酒伸彦, 森山美知子：要介護高齢者に対する退院支援プロセスへのリハビリテーション職種の関与状況：急性期病床, 回復期リハビリテーション病床, 療養病床間の比較. 理学療法科学, 26（3）：387-392（2011）.
5）小野美奈子, 川原瑞代, 梶田 啓, ほか：継続看護が必要な患者の在宅移行を円滑にする要因及び困難にする要因；訪問看護ステーションにおける退院時連携の実態調査から. 宮崎県立看護大学看護研究・研修センター事業年報, 1：52-57（2012）.
6）田中智子：摂食・嚥下障害者の在宅療養継続に向けた地域連携；COPD患者の退院調整を実施して. 日本看護学会論文集 地域看護, 41：252-254（2011）.
7）越部恵美, 佐久間美保子, 高瀬真由美, ほか：訪問看護師からみた病院とステーションとの連携のあり方；療養者・家族の安心につながる退院前カンファレンスの検討. 日本看護学会論文集 老年看護, 43：110-113（2013）.
8）市東賢二：対人援助におけるチームアプローチの意味に関する方法論的考察. 上田女子短期大学紀要, 34：51-62（2011）.

（福島道子・塚本友栄）

III. 介護保険法における多職種連携

1. 介護保険法の目的と多職種連携

　介護保険法の目的は，「加齢に伴って生ずる心身の変化に起因する疾病等により要介護状態となり，入浴，排泄，食事等の介護，機能訓練並びに看護及び療養上の管理その他の医療を要する者等について，これらの者が尊厳を保持し，その有する能力に応じ自立した日常生活を営むことができるよう，必要な保健医療サービス及び福祉サービスに係る給付を行うため，国民の共同連帯の理念に基づき介護保険制度を設け，その行う保険給付等に関して必要な事項を定め，もって国民の保健医療の向上及び福祉の増進を図ること」とされている．すなわち，要介護状態等の高齢者に対して，尊厳を保持しながら有する能力に応じて自立した生活を営むことができるように支援することが介護保険法の目的である．

　在宅ケアの継続においては，高齢者自身が在宅での生活を希望していることが欠かせない条件であるが，施設への入所を選択する際においても，本人の意思が最大限に尊重されることが重要である．

　日常生活を営むうえで何らかの支援を必要としている高齢者に対しては，どのような生活を望んでいるのかを確認し，生活の目標をいっしょに定めるところから支援を始めなければならない．支援にあたっては，生活上の目標を達成するためにはなにが必要であるのかを検討しながら支援体制を整えていくが，この過程において専門職の力が不可欠となる．担当する専門職が情報を共有し，支援の方向性を確認したうえで，各職種がそれぞれの役割を担いながら利用者を支援していく．このように支援体制を整え維持していくことが多職種連携には求められる．

　要介護状態にある高齢者にとって，「医療」「リハビリ」「介護」といった 1 つひとつの行為は，あくまでも「生活の継続」を目的としたものであり，それぞれの行為そのものが目的ではない．生活の継続性を考慮した場合，専門職による支援が個別に提供されるのではなく，それぞれの支援がつながりを保ちつつ，利用者にとって効率よく展開されることが望ましい．

　介護保険法に規定されている地域包括支援センターは，「地域住民の心身の健康の保持及び生活の安定のために必要な援助を行い，その保健医療の向上及び福祉の増進を包括的に支援することを目的とする施設として，介護サービス事業者，医療機関，民生委員法に定める民生委員，高齢者の日常生活の支援に関する活動に携わるボランティアその他の関係者との連携に努めなければならない」とされており，法律の条文にも多職種連携の必要性がうたわれているところである．

　それでは，介護保険制度の支援過程をたどりながら，連携を要する「多職種」について取り

上げてみよう.

2. 制度の活用に向けた多職種連携

　介護保険法の施行から 10 年以上の年月が経過し，介護保険制度の存在については国民のなかに一定の認識が得られるようになってきた．高齢者のなかにも自ら進んで要介護認定を受けてサービスを活用しながら生活を組み立てるという動きも珍しくなくなっている．しかしその一方で，制度の趣旨や内容を正しく理解できていない等の理由により，制度の利用に対して抵抗を示す人や，制度を利用するための手続きの方法や介護サービス等の適切な情報を得ることがむずかしい状況にある人，介護サービスの利用が必要な状態にあるにも関わらず制度にたどりつくことができない人たちが存在することは否めない．

　一般的には，身内のだれかが要介護状態になって初めて介護を経験する人が多く，事前に介護に関する知識を有しているという人は少数であると想定される．初めての介護で混乱状態に陥れば，問題解決に有用な福祉サービス等の利用に関する適切な情報を得ることがむずかしくなることも容易に想像できる．また，ひとり暮らしの高齢者の場合も，日ごろから自身が要介護状態になったときを想定し，事前に利用できるサービス等の情報を十分に収集できている人は少数であると考えられる．

　それでは，このような人たちに対してどのような学際的チームアプローチが必要であろうか．前述のとおり，地域包括支援センターは，地域住民の心身の健康の保持および生活の安定のために必要な援助を行うことにより，その保健医療の向上および福祉の増進を包括的に支援することを目的とした施設である．地域包括支援センターには，社会福祉士，保健師，主任介護支援専門員が配置されており，それぞれの専門性を発揮したチームアプローチによって地域包括ケア体制を構築することが求められている[1]．支援活動においては，民生委員や自治会，地域住民等からの情報提供も不可欠であることから，地域包括支援センターにおいては必要な情報が集まるように，日ごろから地域との連携を保つことがなによりも重要であるといえる．

　要介護・要支援状態に至った高齢者の多くは，すでに主治医等の医療機関とのつながりを有している．このため，介護に関する情報を得にくい環境におかれている高齢者や家族等にとっては，医療機関から得られる介護保険制度等の情報が有効であると考えられる．病院に入院中の高齢者の退院に向けた準備においては，医療ソーシャルワーカーが担う役割も大きい．退院から在宅生活への移行をスムーズに行うためには，入院中に諸制度の活用に向けた情報の提供が行われることが望ましい．また，本人了承の下で退院に関する情報が地域包括支援センター等に伝達され，専門職の連携により円滑に支援体制が確保されるような仕組みづくりが期待される．

3．アセスメントにおける多職種連携

　地域のなかには多様な高齢者がそれぞれの思いをもちながら生活している．心身の状況や生活様式，世帯構成，近隣や友人等との付き合いの程度，住居，経済状況等，高齢者を取り巻く現在のさまざまな事象は，その人の長い人生のうえに成り立っているものである．支援にあたっては，利用者ごとにその事象の１つひとつについて客観的に状況を判断することが必要である．そして，その状況のなかにおいて利用者が「どうしたい」と考えているのかという主観的な事柄も重要視しなければならない．利用者がなにに困っていて，どうしたいと考えているか，それを確認するところがすべての支援の出発点となる．

　介護保険法により，在宅における介護保険サービスの利用は居宅サービス計画（以下，ケアプラン）に基づいて提供されることが規定されている．ケアプランは，利用者自身で作成することもできるが，介護保険制度のサービスとして利用料金の負担なく作成を依頼することができることから，利用者の大多数がその作成を介護支援専門員に依頼しているのが現状である．介護支援専門員は，利用者からの依頼に基づいて生活ニーズをアセスメントし，引き続き，セルフケア，インフォーマルケア，フォーマルケアに関わるそれぞれの能力について客観的な視点からアセスメントを行う．

　ニーズのアセスメントでは，まずはじめに利用者の主訴をもとに自身が望んでいることおよび自身で困難や不安に感じていること等を把握する．面接によるニーズ把握では，利用者自身が自覚しているニーズを表明してもらうことが必要であるため，利用者と共に日常生活の各場面を確認しながらアセスメントを進めていく．また，利用者自身が気づいていない生活ニーズも存在することから，第三者の視点から明らかにすることも求められる．こうしたニーズの把握においては，介護支援専門員がさまざまな情報を収集したうえで，それらを分析することが不可欠であるため，この過程においても多職種の連携が必要となる．

　セルフケアに関しては，利用者の主観や現状での「できる」「できない」ということだけではなく，その可能性も含めたアセスメントが求められる．そのため，利用者の身体的，心理的，社会的な視点を含んだ総合的なアセスメントを行ううえで，医療的な支援を要する状況では，医師や保健師，看護師等との連携が，リハビリが必要な状況では，理学療法士や作業療法士，言語聴覚士等との連携による専門的な視点からのアセスメントも必要になる．また，すでに介護保険制度以外の公的な福祉制度を利用している場合や経済的な問題を抱えている場合においては，福祉事務所等の専門職とも連携をとることも必要である．

　インフォーマルケアに関しては，家族や近隣，友人等との相互関係について，その質や量，交流内容やその人にとっての意味などに注目し，利用者への支援がどの程度期待できるか，利用者自身や家族から得られた情報の確認を行ったり情報を補完したりする[2]．そのため，これまでのサービス提供等を通じて利用者と関わりのある専門職や民生委員等の協力を得ていくことも必要になる．

　セルフケアとインフォーマルケアに関わるアセスメントの実施にあたって，各専門職が別々

の機会を設定して行うのでは，利用者や主たる介護者にかかる負担も大きくなる．このような負担を緩和するためには，介護支援専門員が中心となり，日程や同行者等を調整しながらケアチームとしてアセスメントに臨むことが大切である．

　フォーマルケアに関しては，利用者の目標達成に有効であるサービスを，その地域内で量的にも質的にも満たすことが可能かどうか見極めることが重要である．フォーマルケアのアセスメントは唯一，利用者からの依頼の有無にかかわらず，地域を特定して行うことが可能である．介護支援専門員は担当地域において，フォーマルケアの力量や状況について日ごろから把握しておくことが求められる．

　このようにアセスメントは，多職種協働で行うことが必要であり，介護支援専門員はアセスメント過程を自らの専門技術に限定せず，積極的に他の専門職を参画させることが重要である．

4．プランニングにおける多職種連携

　介護保険制度における支援にあたっては，第一に利用者のセルフケア能力の維持向上を，第二にインフォーマルケアの活用を前提に考えなければならない．制度を利用することが目的ではなく，制度の利用によってセルフケア能力が維持向上され，インフォーマルケアに過重な負担がかかることなく，長期的に支援体制を維持することができるような制度の活用こそが，介護保険制度の本来の目的である．

　ここでは，アセスメントで得られた情報を基に，利用者の生活を支援することができる実行力のあるケアプランの作成が求められる．アセスメントの情報に基づき，利用者の要望を踏まえながら課題や目標に沿ってケアプランの原案を作成していく．実際に目標を達成できるケアプランにしていくためには，サービス提供事業者の調整が重要になってくる．地域内に既存の支援ネットワークが存在している場合には，その活用も視野にいれながら，その地域で利用可能なサービス提供事業者や専門機関等を利用者のニーズ充足に有効な社会資源として捉え，必要に応じて活用していく．また，ケアプランが実行力を有するためには，利用者の同意を前提に，サービス事業者が受け入れの可否を判断するために必要となる情報を提供し，支援チームのメンバーとしての役割を担える事業者を選定することが不可欠である．このようにさまざまな情報を集約し，介護支援専門員により作成された居宅サービス計画であるが，これもひとつの案にすぎない．居宅サービス計画の実施にあたっては，利用者や家族に対して十分な説明をしたうえでの同意が求められることから，利用者の意向によって案に変更が加えられていく．このように利用者が生活コントロール感を保つことができるように支援することが，自己決定を促し尊重することにつながる[3]．

　ケアプランの原案が完成したところで，原案に位置づけられたサービス提供事業者を集めてサービス担当者会議を開催することになる．この会議では，積極的に利用者や家族の参加を促し，サービス提供事業者と共にニーズや課題について確認するとともに，目標を共有したうえで支援の方向性を確定する．さらには，支援チームにおける各メンバーの役割と具体的な活動

の内容等を確認し，サービスの開始に向けて支援チームが一致して動き出すことができるようにすることが肝要である．

5．サービスの提供過程における多職種連携

　ケアプランに基づいてサービスの提供が始まると，利用者の生活に少なからず変化が生じてくる．それは，生活の継続に目途がついたという安堵感やこれからの生活への希望であったり，だれかの手を借りなければ生活が組み立てられないという現実から生じてくる変化であったりする．目標に向けて，セルフケアの力がプラス方向へ変化したり，一時的にはマイナス方向への変化を示したりもするが，それがどのような介入によって生じた変化なのかが重要である．変化が生じた過程には，その後の対応に向けての大切な情報が含まれていることから，このような情報を支援チーム内でいち早く共有していくことが不可欠である．介護支援専門員には，サービス提供過程において情報が集約されるように支援チームを機能させていくことが求められる．

　介護サービスの提供により変化が生じてくるのは利用者だけではない．家族や友人，近隣などインフォーマルケアの力にも変化が生じてくることが予想される．介護サービスが開始される前には全力で介護に力を注いでいた家族や近隣の人々が，サービス提供の開始以降，介護への関心を示さなくなることも珍しくない．レスパイトケアの観点から，介護負担の軽減を図ることは大切であるが，まったく関わりをもたないような状況をつくってしまうことは，利用者を失望させることにもつながりかねない．このようにさまざまな状況の変化を確認しながらサービス提供を進めていくためには，なによりも各職種間の連携による情報の共有が不可欠である．

　モニタリングでは，ケアプランに沿って支援が遂行されているか，目標に対する達成状況はどうか，目標に対する支援の内容等が適切であるかどうかについて，定期的に情報を集めて確認を行う．ここでは，単にサービスが問題なく提供されているということのみではなく，本人が望んでいる生活という視点での評価が求められる．サービスに関わるさまざまな情報を集約し，その状況によっては再アセスメントからケアプランの見直しへと展開していくことも必要になる．介護支援専門員は，支援チームが機能しているかどうか確認を行い，各専門職が役割を果たせているかどうか客観的に判断することが求められる．

6．介護保険法における多職種連携の留意点

　介護保険法における多職種連携の中心的な役割を担うのは，介護支援専門員である．多職種の連携によるチームアプローチは，その場面における特定の利用者のみならず，チームの存在が地域内の資源として機能していくことも大切である．チームやネットワークの構築には時間や手間を要するが，介護支援専門員を中心に各専門職が力を合わせて，地域のなかにいつでも

活用することができる有用な資源を作り上げていくことが求められる.

　多職種連携においては,福祉,保健,医療など領域を超えた職種が同じ目的のために力を合わせることから,各職種の役割と,お互いの相互協力の必要性を理解することは大切なことである[4].各職種の活動領域は,法律その他により制限されている.このことは,一職種が担える活動には必ず限界点があることを示しており,専門職間で相互に活動領域が理解できていないと,支援に隙間を生じさせてしまうことにもつながりかねない.利用者の生活を支えていくためには,ケースに関わる職種の全員が同じ方向性をもち,互いの役割を認識できていることが不可欠である.所属機関の異なる職種が同時に関わるということでは,利害関係も含めてさまざまな問題が生じてくることも想定されるが,何時いかなる場面においても利用者のニーズが最優先されなければならない.

　介護保険法における多職種連携では,それぞれの職種の役割を果たすことも大切であるが,介護支援専門員によるケアマネジメント(居宅介護支援)に基づき,各職種が歩み寄りながら利用者のニーズを満たしていくことが最も重要であるといえる.

【第2章Ⅲ.文献】
1) 地域包括支援センター運営の手引編集委員会編:地域包括支援センター運営の手引.14-20,中央法規出版,東京(2008).
2) 野中　猛:図説ケアマネジメント.38-39,中央法規出版,東京(1997).
3) 岡田進一:ケアマネジメント概論.65,ワールドプランニング,東京(2011).
4) 北島政樹編:医療福祉をつなぐ関連職種連携.72-75,南江堂,東京(2013).

(横山順一)

Ⅳ. 個人情報保護と情報共有

1. 背景

1) 医療福祉分野での情報管理におけるわが国の状況

　近年のわが国における医療福祉分野での情報管理の大きな特徴として,急速な情報(コミュニケーション)技術(information technology;IT および information communication technology;ICT)化への推進が挙げられる.その例として,電子カルテと医療用画像管理システム(picture archiving and communication system;PACS)の導入が挙げられる.また,IT 化の主なねらいは,地域医療連携の強化と電子健康記録(electronic health record;EHR)利用による経済性,

利便性の向上である．また，厚生労働省が「医療情報システムの安全管理に関するガイドライン　第 4.2 版」[1]，および「医療・介護関係事業者における個人情報の適切な取扱いのためのガイドライン」[2]を定め，医療機関への IT 化に関して遵守すべき法令等に対する指針を示している．そこでは，医療福祉分野での情報管理として，個人情報保護，e-文書法，システム機能向上と運用見直し等について規定している．

　次に，医療福祉分野における情報に関する法制システムについて述べる．まず，個人情報を扱う運営母体に応じて適用法が異なっている[3]．たとえば，個人情報の取り扱いが医療福祉法人であれば，監督官庁は厚生労働省で個人情報保護法の適用となり，県立病院であれば県が監督官庁で該当する県の条例が適用法となっている．個人情報保護においては現在，全国で 1,800 近い監督官庁，都道府県市区町村ごとで 2,000 近い条例が存在している[3]．法制システムについてさらに論じることは有意義であると思われるが，本稿は医療福祉情報の学際的アプローチについて論述するため，詳しくは別の機会に譲りたい．

　次に，在宅ケアにおける情報管理に関する最近の状況は，平成 24 年度厚生労働科学特別研究事業「在宅医療介護連携を進めるための情報共有と ICT 活用」で詳しく報告されている[4]．概観すると，在宅ケアでの連携のための情報システムに対するニーズは高いが，今後の課題として，標準的な情報基盤を開発・使用する必要性があること，システム導入に対する費用を小さくすること，情報を入力する際の負担を軽減することなどが挙げられている[4]．一部，自治体と大学が連携して試験的に在宅医療情報システムの開発を行っているが，都市部以外における適用には妥当な方法とはならない可能性があり，加えて自治体ごとに開発モデルが必要となってくることから，費用負担の課題をクリアすることが最重要課題となる．

2）医療福祉分野での情報管理における諸外国の状況

　欧米での医療福祉分野での情報管理においても，国内同様，急速な IT 化推進が大きな特徴である．研究知見も数多く報告されている．まず，EHR の機能性として，臨床記録，検査および画像結果の保存，処方箋や書類の電子化，臨床決断の支援が挙げられる[5]．EHR の普及について，欧米では一定の浸透が観察されているが大病院の場合であって，診療所レベルでの普及には時間がかかるとも指摘されている[6]．また，アメリカ政府は，2009 年，Health Information Technology for Economic and Clinical Health（HITECH）法案の制定によって約 27 憶ドルを投じ EHR の「有意義な利用（meaningful use）」を推進している[6]．すなわち，IT に関する政策において，情報システムの普及努力から，情報の有効活用へと重点が移行している．さらに，法制システムについては，インターネット時代に即したプライバシーに関する法やガイドラインが適用されており，前述の国内法と同様，本稿では学際的アプローチについて論述するため，詳細は別の機会に譲りたい．

3）情報管理における現況のまとめ

　わが国の医療福祉分野での情報管理については，ガイドラインが制定されており個人情報保

護には十分に配慮している．一方で，法制システムは，個人情報取り扱い主体によって監督官庁が異なり，適用法に至っては自治体条例のみでも2,000ほど存在し複雑である．さらに，在宅ケアにおける情報管理について，一部自治体では大学と連携してシステム導入および試験運用を行っているが，汎用的な方法の確立にまでは至っていない．また，欧米では，ITに関する政策において，情報システムの開発・運用から，情報の有効活用の必要性へと認識が移ってきており，対策が進もうとしている．

2．在宅ケアでの個人情報と情報共有における内外の知見

　ここまで，個人情報を主とした情報管理について，内外の実態について報告した．しかし，医療福祉分野のなかでも，特に在宅ケアにおける個人情報保護と情報共有について学術的に検討した知見をまとめた報告はみられなかった．そこで，本稿では，在宅ケアにおける個人情報と情報共有に関する学術的知見について考察する．

1）目的
　前述のとおり，医療福祉分野全般でのIT化とその状況について，海外では多くの知見が報告されている．一方，在宅ケアに特化し，個人情報保護と情報共有について検討した知見は内外共に少ない．そこで，本稿では，在宅ケアにおける個人情報保護と情報共有に関する研究動向を把握する目的で行った系統的文献レビューの結果を報告する．

2）方法
　日本語文献，および海外文献を別として，それぞれに系統的文献レビューを行った．検索エンジンは，日本語文献にはCiNiiと医中誌Web，海外文献にはPubMedとScopusを用いた．文献の検索該当期間について，日本語文献は1983〜2013年10月まで，海外文献は1987〜2013年10月までとした．日本語文献の検索語は，「在宅」「個人情報」「情報共有」を設定し検索した．その後，すべての検索語の掛け合わせを行った．海外文献の検索語は，"home care" "privacy" "information sharing" を設定し検索した．その後，すべての検索語の掛け合わせを行った．

　さらに，文献検索の選択基準として，日本語文献も海外文献も原著論文のみ，海外文献は英語による論文を採用した．研究手法については，定量的および定性的研究論文のどちらも分析に用いた．除外基準として，システムの開発のみに関する論文，ソフトウェアの適用のみに関する論文，"nursing home" に関する論文は分析に含まないこととした．分析方法は，アウトカムを固定せずレビュー論文を含め多様な研究デザインによる知見を集めることから，システマティックレビュー／メタアナリシス（無作為化比較臨床試験［RCT］のアウトカムを統計的に比較検討）の活用が適切でないため，定性的分析手法のひとつである内容分析を用いた．

３）結果

　日本語文献検索の結果，CiNii を使用した検索では，「在宅」に 24,439 件，「個人情報」に 6,317 件，「情報共有」に 3,503 件が該当した．すべての検索語を掛け合わせたところ，2 件の文献が抽出された．医中誌 Web を使用した検索では，「在宅」に 42,056 件，「個人情報（もしくはプライバシー）」に 4,588 件，「情報共有」に 1,939 件が該当した．すべての検索語を掛け合わせたところ，7 件の文献が抽出された．海外文献検索の結果，PubMed を使用した検索では，"home care" に 85,971 件，"privacy" に 16,803 件，"information sharing" に 7,042 件が該当した．すべての検索語を掛け合わせたところ，11 件の文献が抽出された．Scopus を使用した検索では，"home care" に 47,117 件，"privacy" に 17,264 件，"information sharing" に 14,027 件が該当した．すべての検索語を掛け合わせたところ，3 件の文献が抽出された．合計で 23 件の文献が抽出された．さらに，選択基準および除外基準を適用し，重複する文献を省いたところ，最終的に日本語文献の 5 件，海外文献の 2 件の計 7 件が，分析対象となった．

　日本語文献について，高林ら[7]は，一診療圏内で不特定多数の施設間を，情報ネットワークで結ぶことによる利便性の向上を報告した．平野[8]は，医療機関同士での IT による情報共有は，在宅医療においても有効である可能性を示唆した．五十嵐[9]は，在宅介護の提供事業所において，事業所が医療機関と強い関わりをもつことと患者情報を共有することとの関連を報告した．長岡ら[10]は，ヘルスケア分野全般での個人情報管理について文献考察し，在宅ケアなど情報管理体制が未整備の状況に対する今後の課題を提唱した．内山ら[11]は，インターネット活用による情報共有の効率化を報告した．

　海外文献について，Boise L. ら[12]は，地域在住の高齢者を対象に，医療機関と在宅を結んだモニタリングシステム利用に関し縦断研究を行った．その結果，IT 利用による家族と医療者との情報共有には好意的であったが，個人情報に関する懸念が生じたと報告した．Wild K. ら[13]は，地域在住の高齢者およびその家族を対象に，フォーカス・グループ・インタビューを行い，内容分析を行った．その結果，自宅と医療機関を IT で結ぶモニタリングシステムについて，認知機能低下の早期発見と情報共有に対してはポジティブな姿勢であったが，個人情報保護とモニタリングの有用性には矛盾がみられると報告した．

４）考察

　本稿では，在宅ケアにおける個人情報保護と情報共有に関する研究動向を把握する目的で系統的文献レビューを行った．その結果，在宅と個人情報に関する知見は，海外よりも国内の知見が多くみられた．知見が多いことは，高齢化の進むわが国の特徴を表している可能性がある．国内の知見では，在宅ケアにおける情報システムの利用は，効率性・利便性向上の可能性を示唆していたが，実際のシステム導入には個人情報保護の観点から注意が必要であることが再確認された．海外の知見では，データの利用だけではなく，より侵襲的な IT 化の普及が報告されていたが，プライバシーの問題は常に存在することが示唆された．これらのことから，利便性や効率性だけでは，一般市民が自身の健康のために在宅で IT を積極的に利用するための強い

理由とはなりにくい可能性がある.

　今回のレビューによる知見の解釈には，以下の点について注意が必要である．知見の妥当性には一定の限界がある点である．在宅ケアにおける個人情報と情報共有に関する研究知見が少ないため，今後多くの知見が集積されることで，在宅ケアでのIT利用に関する課題について，より正確に把握することが可能となる．

3．わが国のICT政策と遠隔医療の現状

　前述のとおり，在宅ケアにおける個人情報保護と情報共有に関する学術的報告は，国内外において多数みられた．一方で，ICT化による利用者の健康アウトカムの改善を報告した知見はみられなかった．また，わが国でのICT利活用による地域医療福祉連携において，汎用的な方法は確立されていない．しかし，総務省が中心となり多くの自治体，団体においてさまざまな試みがなされている[14]．さらに，遠隔医療におけるICT導入の成功例については数多くの報告がみられ，在宅ケアでの情報化に応用できると考えられる．そこで，本稿では，ICT政策と遠隔医療の現状について検討する．

　まず，わが国におけるICT政策については，総務省によって詳細な情報が発信されている[14]．特に，全国の在宅ケアに関する事業として，北海道1，東北3，関東5，信越1，東海1，近畿2，四国3，九州2，沖縄1，合計19の事業テーマについて情報を提供している[15]．いずれの事業においても，医療と介護のシームレスな連携についての提案，および実践が報告されている．特徴として，既存のインターネットを利用したICT整備により，患者の医療福祉情報を複数施設で共有し，治療やケアの効率化に役立つとする報告が多い．また，ICT整備の際は，セキュリティに対する配慮が必要である．たとえば，SSL（secure sockets layer）やVPN（virtual private network）接続という，情報の暗号化による通信手段を活用することで，患者の個人情報が保護されるよう配慮されている．すなわち，在宅ケア分野でのICT利活用は，低コストで効率的かつ安全な面が強調されており，どの地域であっても導入可能であり，今後もICT化が全国レベルで推進されると期待されている．

　次に，わが国における遠隔医療について，日本遠隔医療学会[16]では，在宅医療を含めた遠隔医療の推進のためのガイドラインを規定している．学会によれば，遠隔医療とは，「通信技術を活用して離れた二地点間で行われる医療活動の全体を意味」しており，さらに，医療，介護，保健では遠隔医療の運用制度が異なる点を指摘している[16]．なかでも，医師による遠隔地からの診察および診療を遠隔診療と定義づけ，遠隔診療におけるICT利活用の利点および欠点を挙げている．利点としては，「患者・家族にとって，通院の負担が軽減」「患者・家族にとって，医師を自宅に迎える負担が軽くなる」「医師にとって，訪問診療可能な地理的範囲が拡大する（月あたりの訪問診療可能な患者宅数が増える）」「患者・家族とのコミュニケーションを重視した診療になる（満足度の向上）」「過去の患者の映像と音声データを参照し，その変化を客観的に判断できる」「遠隔モニタリングを併用しやすい（診療時以外にも病態を管理）」，欠点として

は,「環境により, 情報の量と質に制限がある（家屋の照明の種類と方角の影響, 通信の種類と回線の容量の影響)」「理学的所見（身体所見）の把握に限界がある（触診〔軽い浮腫, 腫瘤, 肝・脾・腎の腫大, 腹水, 圧痛, 直腸診など〕が困難, 打診〔胸水, 肺腫瘍, 心肥大, 腹水など〕が困難, 聴診〔呼吸音, ラ音, 心雑音, 腸音など〕が困難)」を挙げている[16].

　日本遠隔医療学会では, ガイドラインはあくまで医療に限定するとしているが, 上述の遠隔診療の利便性については, 在宅ケア分野への適用も十分可能であると考える. さらに, 日本遠隔医療学会によるガイドラインに示されている以下の6点について,「診療」を「ケア」などに読み替える必要があるが, 在宅ケアでの情報化を成功させるうえでも留意すべき点であるため,「在宅等への遠隔診療を実施するにあたっての指針（2011 年度版）要約」より抜粋[16]して紹介する.

　(1) 遠隔診療の利点と欠点を理解したうえで実施することが肝要である.

　(2) 遠隔診療を開始する場合には, 訪問診療を開始すると同様の条件に加えて, 遠隔診療機器を通じて患者との意思疎通が可能であることが肝要である.

　(3) 遠隔診療が患者に利益となることが肝要である.

　(4) インフォームド・コンセントは, 患者と家族に実際の機器類を操作してもらいながら得ることが肝要である.

　(5) 診療記録は, 遠隔診療セッションの開始・終了の時刻を明確にし, 通常の診療に求められると同等の量と質が必要である. 遠隔診療の特徴を生かすために, 音声・映像機器からの情報を生かす記録などの工夫が肝要である.

　(6) 医師や医療スタッフには, 日ごろより遠隔診療についての技術や知識の研鑽が肝要である.

　つまり, ICT 利用の利点・欠点を考慮のうえ, インフラを十分に整備し, 利用者の同意を得, スタッフに十分な教育を行えば, 在宅ケアでの情報共有および業務連携は ICT 利活用によって利便性が格段に向上すると考えられる.

4．まとめと今後の可能性

　本稿では, まず, 内外の医療福祉分野での情報管理の状況について概観した. その結果, IT 化の推進は世界的傾向であったが, 近年, 政策の重点は, 情報の有効活用に移行していることを観察した. 次に, 在宅ケアでの個人情報保護と情報共有について, 系統的文献レビューを行った. その結果, IT 化の利便性や効率性の認知は高まっていた. しかし, それだけでは, 一般市民が在宅で IT を導入するための強い理由とはなりにくい可能性が示唆された. このことについては, 以下のように説明できるであろう.

　欧米での健康に及ぼす IT 化や EHR の影響に関する研究は, 知見の蓄積が今後の課題として挙げられている[17,18]. すなわち, IT 化により, 利便性や経済性は向上しているが, 一般市民や情報利用者自身の健康アウトカムにどれほどのポジティブな影響を及ぼしているか, 必ずしも明らかになっていない[17~20]点が課題となっている可能性がある. これらのことから, IT によ

る情報の有効活用として，一般市民が情報利用によりなにか得るものがあるのか，明らかにすることが必要といえる．

　医療福祉分野での情報管理について，IT 化の普及は世界的な傾向である．IT 化の提唱から20 年近くを経ており，現在までに，特に海外において，情報管理による医療体制および患者への影響についていくつかの知見が報告されていた．情報管理上のセキュリティについては，内外ともに個人情報保護を強調していることが確認された．また，複数機関同士での情報共有のツールとして，利用価値が高まっていることも確認された．一方で，患者アウトカムへの影響については，ポジティブな結果は報告されていなかった．医療福祉分野での情報管理の IT 化は，利便性，経済性の向上に寄与しているが，今後は，利用者のアウトカムにポジティブな効果をもたらす，情報活用法の確立が必要である．また，ICT に関連する政策および遠隔医療について検討したところ，遠隔診療におけるガイドラインは在宅ケアにおいて適用可能であること，在宅ケアにおける情報化が全国レベルで展開されていることが明らかになった．

【第 2 章Ⅳ．文献】

1) 厚生労働省：医療情報システムの安全管理に関するガイドライン（http://www.mhlw.go.jp/stf/shingi/0000026088.html，2013.11.1）．

2) 厚生労働省：医療・介護関係事業者における個人情報の適切な取扱いのためのガイドライン（http://www.mhlw.go.jp/topics/bukyoku/seisaku/kojin/，2013.11.1）．

3) 鈴木正朝：医療ビッグデータ時代のプライバシー・個人情報保護法制のあり方．教育講演．第 72 回日本公衆衛生学会総会（2013）．

4) 在宅医療・介護の連携における情報通信技術（ICT）活用に関する研究班：平成 24 年度厚生労働科学特別研究事業　在宅医療介護連携を進めるための情報共有と ICT 活用（http://www.mhlw.go.jp/seisakunitsuite/bunya/kenkou_iryou/iryou/zaitaku/dl/h25_0509-01.pdf，2013.11.1）．

5) Jha AK, DesRoches CM, Campbell EG, et al.：Use of electronic health records in U. S. hospitals. *New England Journal of Medicine*, **360**：1628-1638（2009）．

6) Blumenthal D, Tavenner M：The "meaningful use" regulation for electronic health records. *New England Journal of Medicine*, **363**（6）：501-504（2010）．

7) 高林克日己，里村洋一：地域医療情報共有における共有設定様式の検討．医療情報学，**23**（4）：303-312（2003）．

8) 平野宏文：IT カルテを用いた医療情報の開示と医療連携の紹介．日本在宅医学会雑誌，**11**（1）：69-72（2009）．

9) 五十嵐歩，山下悦子，山田ゆかり：居宅介護支援事業所における診療情報の入手の実態と影響要因．厚生の指標，**57**（13）：27-32（2010）．

10) 長岡真希子，細谷たき子，小林淳子，ほか：わが国の保健・医療・福祉分野における個人情報の取扱いと管理に関する文献的考察．日本在宅ケア学会誌，**15**（1）：52-61（2011）．

11) 内山映子，宮川祥子，太田喜久子，ほか：サービス利用者のプライバシーポリシーに基づくインターネットを利用した在宅ケア情報共有システム（ネットワーク）．電子情報通信学会論文誌，D-I，情報・システム，I-情報処理 J87-D-I（12）：1098-1109（2004）．

12) Boise L, Wild K, Mattek N, et al.：Willingness of older adults to share data and privacy concerns after exposure to unobtrusive in-home monitoring. *Gerontechnology*, **11**（3）：428-435（2013）．

13) Wild K, Boise L, Lundell J, et al.：Unobtrusive in-home monitoring of cognitive and physical health；Reactions and perceptions of older adults. *Journal of Applied Gerontology*, **27**（2）：181-200（2008）．

14) 総務省：ICT 地域情報化の推進（http://www.soumu.go.jp/main_sosiki/joho_tsusin/top/local_support/ict/index.html，2014.5.5）．

15）総務省：ICT 地域情報化の推進，事例紹介，介護連携・業務改善（http://www.soumu.go.jp/main_sosiki/joho_tsusin/top/local_support/ict/jirei/thema04.html，2014.5.5）．

16）日本遠隔医療学会遠隔医療ガイドライン策定ワーキンググループ：在宅等への遠隔診療を実施するにあたっての指針（2011 年度版）（http://jtta.umin.jp/pdf/14/indicator01.pdf，2014.5.5）．

17）Bates DW, Bitton A：The future of health information technology in the patient-centered medical home. *Health Affairs*, **29**（4）：614-621（2010）．

18）DesRoches CM, Campbell EG, Vogeli C, et al.：Electronic health records' limited successes suggest more targeted uses. *Health Affairs*, **29**（4）：639-646（2010）．

19）Forbes：Why Haven't Electronic Health Records Made Us Healthier?（http://www.forbes.com/sites/glentullman/2013/03/04/why-havent-electronic-health-records-made-us-healthier/, 2013.11.1）．

20）Black AD, Car1 J, Pagliari C, et al.：The impact of eHealth on the quality and safety of health care：a systematic overview. *PLoS Medicine*, **8**（1）：e1000387（2011）．

（安部　猛）

V.　在宅ケアにおける医療と介護の分担と連携

1.　在宅ケアにおけるケア提供者間の分担・連携の必要性

　高齢化と医療の高度化により，疾病構造が変化し，疾患をもちながら長期に療養する患者が増える一方，医療資源の適切利用と患者の生活の質（quality of life；QOL）を旗印に在宅ケアへの転換が進められている．こうしたなか，在宅で療養する患者の問題は多様化・重層化している．

　介護保険以前，要介護高齢者は，同居する身内の女性による無償のケアワークを受け，家庭で介護されることが常であった．家族形態の変化と医療の高度化に伴い，この「家庭内老親扶養モデル」優位な状況を打破し，「介護の社会化」「在宅ケアの外注」を進めるために，1990 年代から在宅ケアの基盤整備が行われ，2000 年からは介護保険制度が開始された．これにより，介護サービスは専門分化された各業種により提供されるようになり，家族による介護負担の軽減に加え，専門的なサービス提供，家族介護の密室化の防止が図られるようになった．一方で，家族内で完結していたケアが外部に開かれ，家族を含めた複数のケア提供者が関与することにより，「ケアの分断化」が生じることとなった[1]．

　多様なニーズを有する在宅療養者に対し，多様な視点でのアセスメント，セルフケアの確立・継続，生活環境の改善などへの総合的アプローチを行うには，適切なケアマネジメントの下，さまざまな職種・機関が協働して対応することが重要である．しかし，そこで職種・機関間の連携が十分に行われなければ，ケアは分断化されたままとなり，アセスメントやケアの漏

れや重複，方向性の不統一によるちぐはぐなケアなどが起こり，結果としてケアの質の低下と療養者の QOL の低下を招く．

　そのため，ケア提供者の専門性や業務範囲に応じたケアの分担と，ケア提供者間の連携を担保する仕組みにより，在宅療養者のケアの質を保証することが必要である．多職種・多機関でのコミュニケーションが円滑に行われ，必要な情報が迅速に適切に共有されることは，医療安全，ケアの効果的な提供，患者・家族の満足度向上に効果的である．さらに，円滑なコミュニケーションにより，働く人のモチベーションがアップし，ケアの質向上につながるという好循環も期待できる．

　なお，本稿では，介護保険制度を利用する高齢者を例に挙げて論を進めるが，ケア提供者間の分担・連携は，年齢・疾患や障害の種類を問わず重要な課題であることはいうまでもない．

2．だれと分担・連携するか

　在宅ケアにおける予想されるチーム構成員には，ケアマネジャー・医師・看護師・理学療法士などのリハビリスタッフ，介護福祉士やホームヘルパー・薬剤師・栄養士・保健師などの行政職員などが挙げられる．ケースによっては，民生委員，ケースワーカー，ソーシャルワーカーなどが，見守りや意思決定支援に関与する場合もあるし，近隣の住民や友人・知人がサポートを提供する場合もある．関係する機関は居宅介護支援事業所・地域包括支援センター・診療所・訪問看護ステーション・訪問介護事業所や通所サービス等の在宅ケア提供機関，薬局・医療機器や福祉機器の業者などが考えられる．また，専門外来の継続受診が必要なら病院や他科の診療所との連携が必要である．さらに，病院の医師や看護師，ソーシャルワーカーらとは，退院調整，体調悪化時のバックベッド確保等を含め，連携する必要がある．なお，本人・家族が，セルフケア・家族ケアの実施者であり，意思決定者として関与することは当然である．

　ケアの分担は，ケアマネジメントにおけるプランニングの段階の作業にあたる．ケアマネジメントは，ひらたくいえばケースのニーズと社会資源とをマッチングすることである．ここで，まずケースのもつニーズを正しく把握することが重要である．介護保険利用者の場合はケアマネジャーがこの役割を主に担うが，ケアマネジャーの専門性やケースとのそれまでの関係などによっては，ケアマネジャーが十分にニーズを把握しきれない場合もある．本人・家族の了解のうえで，入院していた病院や通っていた診療所など，多様なソースから情報を収集し，ニーズアセスメントを行うことが必要である．併せて，本人の強みや家族などからのインフォーマルサポートの可能性についても把握する．

　また，社会資源についての情報収集が必要である．ケアマネジャーは日常的に，地域のフォーマルケア・インフォーマルケアの現状についての情報を収集・更新しておく必要がある．

　これらの情報をもとに，ニーズをどのような資源を用いて満たしていくかを，ケースと共に考え，形にしていく作業がケアマネジメントのプランニングである．これにより，ケアの「分担」が形になる．食事づくり，排泄介助，服薬管理，医療処置，といったさまざまなニーズに

対し，本人の意向や残存能力，家族の意向や能力と介護負担を考慮しつつ，だれがどのような形でケアやサポートを効果的・効率的に提供できるかを検討していく．その際，提供者の専門性を考慮しつつ，サービスを受け入れることの負担にも配慮して，ケア提供者の組み合わせを決めていく．

　たとえば，入浴介助を行う際，介護職だけで実施すればよい場合もあるが，血圧が不安定な場合や，褥瘡処置を要する場合などには，医療職の関与が必要である．その際，入浴介助自体を訪問看護師が単独で実施し，病状観察や医療処置と併せて実施できる場合もあれば，介護職と訪問看護師が同じ時間帯に滞在し，連係プレーでケアや処置を行うほうが効率的な場合もある．なかには，信頼関係の構築が困難であったり，経済面の負担が増えたりすることから，サービスの種類や量を増やすことに難色を示すケースも少なくない．ケアマネジメントにあたる者は，さまざまなカードをもって，最善の分担方法を，患者と共に探っていくことになる．ケアの質の担保を常に配慮しながら，利用者の納得のいく形でケアプランを作成すること，職種間の連携を密にすることにより効率的にサービスを提供することが必要である．

3．連携のモデルと要件

　篠田[2]は，チーム医療を，①連絡モデル，②連携・協働モデル，③ネットワークモデル，に分類している．連絡モデルでは，医師などのリーダーにすべての情報と権限を集中させ，迅速かつ効果的に医療を提供する．連携・協働モデルでは，患者と関わりの深いメンバーが患者・家族と共にチームを形成し，互いに補い合って目標に向かう．ネットワークモデルは，フラットな人間関係をベースとし，活発なコミュニケーションの下で情報や知識の交換をスムーズに行うモデルである．在宅ケアにおいては，このうち，連携・協働モデルと，ネットワークモデルでのチームアプローチが重要と考える．ベースとして地域に存在するケア提供者間のフラットな横のつながりがあり，そのうえで個々の患者に対するチームアプローチにおいては連携・協働モデルが行われることが理想的であろう．

　チームのマネジメントの要件として，篠田[2]は，①目標の共有化，②情報の共有化，③相互理解を基盤とした役割分担を挙げている．チームメンバー間で，目指すべき目標を共有し，情報を円滑に共有しつつ，互いの役割・機能・強みを理解しながら適切な役割分担をとって各自が自らの職責を果たしていくことが必要である．

4．どのように連携するか

　在宅ケアの場面では，さまざまな職種間での連携が必要である．たとえば，薬剤処方変更は医師・看護師・薬剤師間のみならず，服薬確認を行っている介護職員にもタイムリーに伝達される必要がある．食欲不振やバイタルサインの変化など，ケースの状態変化に関わる情報は，相応のスピードで関わっているすべてのケア提供者間で共有する必要がある．家族の介護疲れ

などの情報も，知り得た者が迅速に伝達し，必要に応じてケアプランの変更などに反映することになる．さらに，本人の意向と在宅ケアの方向性をケア提供者間で共有すること，変化があった際にはタイムリーに話し合いの機会をもち，変更点について改めて共有することが必要である．たとえば，外出したいというような本人の希望や，病状悪化時の療養場所についての意向などである．ここで，ケア提供者がそれぞれの専門性と自分の観察・経験を通したアセスメントを行い，各ケア提供者が互いに他のアセスメント内容を理解したうえで，最善解を導き出すことが重要である．

さまざまな情報を最初に入手するのは，医療職の場合もあるし介護職の場合もある．また，訪問者の場合もあれば，通所施設の場合もある．SOS が以前からでていても，ケア提供者が感知できなかったり，起きていることの意味が理解できなかったりして，対応が遅れる場合もありうる．食事摂取量の変化や排泄物の変化はインスリンの投与量や下剤の処方の変更を要したりするが，どの程度で異常と判断すればよいかが分からずに対応が遅れるというような事例がある．また，家族が介護負担やその他の要因で疲労を貯めていることに一部のケア提供者が気づいても，他の専門職が事の重大さを認識できずに対応が遅れる場合もある．

病状に直接影響する状態変化については，家族を含めたケア提供者が異常に気づくことができるような知識をもつよう医療職が積極的に関わること，変化が生じた際に空振りを恐れずに情報を共有できる体制づくりが重要と考える．介護保険利用者であれば，直接ケア提供者間の連絡の取り方について，ケアマネジャーを通しての連絡を原則とする場合，直接の連絡を積極的に進める場合などがある．ケアマネジャーを通すことにより，情報の一元化を図れるメリットがある一方，タイムリーな連絡がむずかしい．間に第三者が入るために情報の精度が落ちるなどの問題がある．早急な対応が必要と考えられる場合には，たとえば介護職と訪問看護師等のケア提供者間でまず直接やり取りをしてから，時をおかずにケアマネジャーに報告するなどの工夫が必要と考える．

ケアマネジャーは，利用者のニーズを自ら見極めるとともに，関係者からの情報を収集して，よりよいケアプランの作成に努め，さらにその後もチームメンバーと連携を取りながらモニタリングを行っていく．利用者・家族の思いを他のチームメンバーに伝達し，ケア内容やプランの改善に役立てていくこと，またチームメンバーが一堂に会す関係者会議を開催することも重要な役割である．表 2-5-1 は，例として，ケアマネジャーの動きを，在宅医への関わり，家族への働きかけに着目して示したものである．

情報共有の方法として，利用者宅を拠点としてアナログデータを共有する方法としては，連絡ノートの活用や，業務の記録の複写を利用者宅にファイルするなどの方法がある．最近では，ICT（information and communication technology）を活用して，電子カルテのデータをケア提供者間で共有しようとする試みもみられる．変化が起きた際のコミュニケーションツールとしても，ファクスや電話のほかに，一般的なメールやメーリングリストの活用などがみられている．報酬算定等のための各種情報提供書も，タイムリーさには欠けるものの重要なコミュニケーションツールである．職種や機関が異なっても理解できるための書き方の工夫と知識の共有が

表 2-5-1　ケアマネジャーの動き

		在宅医への働きかけ	利用者への働きかけ
導入期	情報収集（病院訪問など） 在宅医の情報収集 サービス調整 カンファレンスの開催	情報伝達も含む打診 家族代診の依頼 指示書依頼・計画の報告 カンファレンス出席依頼	利用者・家族の意向確認 医師情報の伝達・選択 紹介状をもって受診促す サービスの掲示・同意 カンファレンス出席依頼
安定期	毎月： 定期訪問，モニタリング，サービス連絡調整 更新時： 申請代行，認定審査，担当者会議開催，計画立案	居宅療養管理情報の依頼 サービス変更時報告 意見書の作成依頼 担当者会議への出席依頼 計画報告	サービス提供状態の確認 利用者・家族情報の把握 利用者・家族の意向確認 書類作成・認定審査 担当者会議への出席依頼 計画同意
不安定期	利用者の医療情報確認 本人の状態を各サービスに伝達 計画の見直し	在宅継続か入院かの方針確認 計画変更の相談	電話または訪問での状況確認 サービス変更の確認 計画提示・同意 精神的ケア
終末期	利用者・家族の意向確認 医師や看護師からの情報把握 サービスの調整 利用者・家族の気持ちに寄り添う	在宅医の方向性の確認 利用者・家族の思いの伝達 利用可能なサービスの指示の確認	在宅看取りの希望の有無確認 （訪問看護と連携） サービス変更の確認 精神的ケア

〔遠藤美和子著，斉木和夫，松田栄子編：在宅療養支援診療所連携ガイドブック．54，医歯薬出版，東京，2007．表2-1「さまざまな場面での在宅医との連携の実際」を一部改変〕

必要であろう．

　情報共有の場としては，関係者会議や病院からの退院時の合同カンファレンスのほか，個別の面会などがある．医師会が各診療所等の医師への連絡手段や連絡可能な曜日・時間帯を「ケアマネタイム」といった形で公開する取り組みは，医師が多忙であるうえ，福祉職のケアマネジャーも多くて医師への連絡を取りにくいという声にこたえ，ハードルを下げて円滑なコミュニケーションを図ろうとするものである．このような困難さは病院との連携や，看護職・介護職間にも生じている現状がある．

5．円滑な連携を支えるネットワークやシステム

　個別のケースへのケアチームが効果的に機能するためには，日ごろからのネットワーク構築と，連携を円滑に進めるためのシステム構築が重要である．特に，前述の「ハードルの高さ」によるコミュニケーション阻害については，日常的な関係づくりが重要なカギとなる．

　ネットワーク構築の第一歩として，地域のケア提供者らが互いの仕事内容を知り，お互いの役割について理解を深めることが必要である．これは「顔の見える関係づくり」と表現され，地域のケア提供者らが一堂に会し，事例検討を行ったり，地域の課題を話し合ったりするような場をつくる取り組みがなされている．専門職種間の関係性として，「互いを知っている」から，「互いの仕事内容を知っている」に深まり，理念や目標を理解し合えるようになると，いざ

ケアチームとして機能するときに円滑に進めることができる．基幹病院や地域のケアマネ協会などが音頭をとる場合，保健所など公的な機関が音頭をとり，保健所長名で文書を送るなどして，地域の機関にすべて参加を促す場合などがある．公平性，継続性といった点では，公的機関に利がある．保健所は地域医療に責任をもつ立場であり，積極的に地域の資源間の連携体制構築に役割を果たすべきである．すでに厚生労働省は「地域ケア会議」の積極的な推進を図っており，効果的な運用が望まれる．

さらに，地域連携パスの作成，地域での情報提供用のフォーマット作成，各ケア提供者が対応可能な利用者像と営業時間等を示したリストやマップづくり，条件に合うケア提供者やケアマネジャー等を探せるマッチングシステムなど，在宅医療を促進するためのさまざまなシステムが提案されている．

これらの取り組みの有効性や実用性はさまざまであり，成功事例をそのまま取り入れても地域特性によってはうまくいかない場合もあるが，地域のニーズに即したシステム構築を多職種・多機関で行うことは，そのプロセス自体が互いの理解を深めることにつながる．それぞれの地域で，まずは地域の課題を話し合い，地域に存する資源を互いに知ることから始めることが重要と考える．

【第2章V. 文献】
1) 井上信宏：地域包括ケアシステムの担い手とケアマネジメント・ネットワークの構築：ケアマネジメントの系譜と＜ケアの包括性＞のゆらぎ．信州大学経済学論集，**53**：75-97（2005）．
2) 篠田道子：多職種連携を高めるチームマネジメントの知識とスキル．医学書院，東京（2011）．

（永田智子・成瀬　昂）

VI. 多様な支援とサービスの ネットワーキングの実際

1．はじめに

1982年1月，筆者は都内世田谷区内の病院のリハビリテーション科病棟に勤務して，同年の11月には医療，保健，福祉関係者との勉強会を地域で始めた．当時，「脳卒中者は退院すると能力が低下する」といわれていて，実際はどうか，そうであれば対処法はどのようなものか，などについて検討する必要に駆られたからである．それから32年間世田谷区を離れずさまざまな活動を続けている．

本稿では，これまでの経験および学習から，サービスのネットワーキングはどのような立場

の人が主体になって活動しているか，どのような視点をもって活動すればよいか，などについて論じたい．ただし，主に世田谷区の地域レベルの状況について述べることとする．

2．障害者，家族主体のネットワーキング

　一般的に，「支援」の話がでると，障害者は支援を受ける側，周囲の人々は支援をする側，すなわち，「当事者」：「支援者」＝「支援を受ける」：「支援をする」関係に限定されることが多い．ただし，障害者はひとりの人であり，支援を受けながらも人としてさまざまな楽しみ，役割がある活動をするなかで，その人らしい生き方を主体的に展開する視点が重要である．

1）自主グループ

　筆者は，1984年から障害者，家族が企画・運営する「自主グループ」活動に関わった．当時は，保健師が自主グループを含めた地域のネットワークづくりに重要な存在であった．その手法を教わり，筆者らが関わっている障害者，家族に自分たちで集まりをもって話し合いや日帰り旅行などをしてはどうか，と提案をした．連絡係をしてもいい人が現れるのに半年以上かかることが少なくないが，次に，賛同した人が連絡係に直接連絡をとり，数人集まると，近くの喫茶店などで打ち合わせをする．会長，会計，グループ名，開催日などが決まると，活動を開始する．

　これまで，筆者が協力したグループは，最盛期には約10か所で活動していたが，2000年に介護保険ができてから，支援のコーディネーターが保健師からケアマネジャー（個人の対応が中心）に代わり，結果として地域の保健師が身を引いてしまう形になった．そして，介護保険がいきわたり障害者にとって気軽に出かけられる通所施設などが身近にあり，障害者，家族が努力して運営する「自主グループ」は先細りになり，いまでは3か所になっている．1か所は組織が拡大し，NPO法人を取得してデイサービス，移動サービス，居宅介護支援事業所，食事サービスなどをしている．別の2か所はどれも月1回の活動で，10弱〜15人くらいの参加がある．そのうちのひとつは会報を発行している．また，別のグループは月1回の会を継続し，家族だけの会を2か月に1回夜に開いている．筆者は家族の会に1回参加したが，日ごろの当事者へのストレスを吐き出し，会場を出ると素早く切り替えている家族の姿に感嘆した．

　残ったグループの特徴は，当事者が会長を順番にしていることである．また，障害者が亡くなっても家族が継続して参加している．

2）クラブ

　趣味が同じ人々が集まるクラブの活動も支援している．「ゴルフクラブ」「歌舞伎クラブ」などへの協力である．ここでも，障害者，家族が世話人である．

　60歳代で脳卒中になった女性が，外出歩行があまりできない時期にゴルフがしたくて，ゴルフ場で車いすに乗ってスイングした．どうしても立ってしたくなり，立位での練習を始めた．

筆者は片麻痺でゴルフができることを彼女に教わった．そして，本人に世話人になってもらい，ゴルフがしたい片麻痺の人々に呼びかけ，「ゴルフクラブ」を結成した．月 1 回ゴルフ練習場で 10 数人が集まり，ティーチング女子プロが交通費程度で協力し，年 1 回全国片麻痺ゴルフ大会に参加している人もいる．

「歌舞伎クラブ」は歌舞伎座建て替えで休止していたが，再開の準備をしている．

3）組織運動を兼ねた会

地域密着型以外に全国や地域の運動タイプの組織もある．1980 年代には，脳損傷の中心の症状は片麻痺で，高次脳機能障害は理解・対応が十分できなかったが，1990 年代から福祉の狭間の問題として浮上した．1998 年に東京周辺で「高次脳機能障害者と家族の会」が立ち上がったときから協力している．それと並行してさまざまな組織が各地で生まれ，東京高次脳機能障害協議会（略して「TKK」）が組織化され，参加団体は 2013 年 8 月現在，25 団体となり，東京都に政策提言できる団体のひとつになっている．

全国規模としては，日本失語症協議会，日本脳卒中者友の会，日本脳外傷友の会がある．

日本失語症協議会は 1983 年に全国各地の「失語症友の会」等が結集し，発足した．2013 年に 30 周年を迎えたが，参加団体が減少している．

日本脳卒中者友の会は 1997 年に全国各地の「脳卒中者友の会」等が結集し，発足した．2006 年，社会全体に貢献できるように NPO 法人に認証された．現在，団体会員と個人会員があるが，減少している．

減少の理由は，体力的に全国的な活動に多少の制約があり，介護保険施行後は自分たちで努力して企画・運営しなくても気軽に出かけられるデイサービスなどができたこと，病院が機能分化して土日も働く体制になり療法士が病院から地域に出かけにくくなったこと，などの複合的な要因が考えられる．

日本脳外傷友の会は 2000 年に 3 団体で発足し，2005 年に NPO 法人を取得して，2014 年現在，正・準会員団体数は 57 と徐々に拡大している．

3．医療，保健，福祉関係者主体のネットワーキング

医療，保健，福祉関係者主体のネットワーキングにはフォーマル，インフォーマルのさまざまな形態がある．

1）クリティカルパス

病院が機能分化して，急性期病院―回復期リハ病院―在宅の 3 期に分かれ，その連携を行う道具としてクリティカルパスがある．都道府県では，使用している用紙がばらばらな地域が多い．また，病院間は普及しているが，急性期病院―在宅ではまだ不十分な地域が多い．

2）医療，保健，福祉のフォーマルなネットワーク

　行政が主導的なネットワークとして，病院のソーシャルワーカーと行政福祉職のネットワーク，地域の開業医とケアマネジャーのネットワーク，病院を中心にした高次脳機能障害者の支援ネットワーク，などがある．

　介護保険では，訪問系，通所系，福祉機器関連，医療機関をケアマネジャーがまとめる担当者会議がある．時間設定として時間内か時間外か，会議時間が 15 分か 30 分かそれ以上かで集まりやすさは分かれる．短時間で済ませるには，事前に必要な情報集約ができるか，および，予後予測に基づいた方向性を確認する討論までできることなどが課題である．

3）医療，保健，福祉のインフォーマルなネットワーク

　1982 年 11 月，筆者は医療，保健，福祉関係者の勉強会である「地域医療を共に考える会」を立ち上げた．病院職員が入院中の患者の経過を，保健，福祉職が退院後の地域での生活の経過を報告し，地域での連携のあり方を討論した．

　1990 年代には，協働で実践的な活動を行った．地域の情報を発信すべく，食事の情報，住まいの工夫，移動サービス，お風呂の情報などを発信した．

　次に，「障害者とともに街へ出よう」を企画し，障害者と土曜日の午後，人通りの多い東京都庁，下北沢の繁華街などに出かけた．車の運転を日常的にしているのに，繁華街には「迷惑がかかるのではないのか」と出かけていなかった車いすの人が，感激していたのには驚いた．

　2000 年にはいると，組織的な活動を展開した．先述の病院と地域・行政の福祉職などのフォーマルな会をヒントに「せたがやリハネット」を立ち上げた．発達障害児，知的障害者，成人（高齢）障害者などの分野で地域活動をしている医療，福祉の現場の人々が集まっている．2 か月に 1 回の世話人会で意見交換し，年 1 回のフォーラムでは講演の講師には当事者の参加を原則とし，分科会では事例検討をしている．違う分野の人々の意見交換を通じて，共通点，相違点を比較検討することにより，自らの所属する分野の新たな発見や学び，および顔の見える関係づくりに役立ち，分科会から「住宅改修」「高次脳機能障害」などのグループでの勉強会に発展している．

　2012 年，「東京高次脳機能障害者実践ネットワーク」を立ち上げた．内容は，当事者，家族，医療・福祉関係者，ケアマネジャー，行政職などで事例検討を行っている．事例提供は，家族，医療・福祉職などであり，2 事例を 10 分ずつで報告し，7〜8 人ずつに分かれたグループでひとつの事例を 1 時間半くらいディスカッションして内容を報告し，それに対して，報告者が感想を述べて終わる．当事者，家族と医療者などが同じテーブルについての討論は双方にとって未経験者が多く，適度な緊張関係があり，お互いの考えなどを知る，いいきっかけになっている．

4. 地域住民と連帯したネットワーキング

1）町会との連帯

　1995 年，「地域医療をともに考える会」から発展した「地域における医療，保健，福祉をともに考える会」が玉川町会に「障害の模擬体験」を提案した．当時の町会長は，当初「何で障害者のことをしなければならないのか」と否定的な発言であったが，数回の議論の末，することになった．その際，模擬障害の説明を医療職ではなく，車いすの障害者，視覚障害者にミニ講義をしてもらった．当事者が日常的にしているようすを紹介して，介助者はどのようなことに注意すればよいかなど説得力ある話で聴衆には緊張感があった．それをきっかけにして，地元小学校のサッカークラブの子どもたちにも接触でき，「障害者と街に出よう」の企画で小学生に車いすの講習会を開き，当日，障害者の車いすを押してもらった．講習会では途中から車いすを遊び道具にしていたが，本番では真剣そのもので，その変貌ぶりに筆者は驚いた．

　1997 年，フィジー旅行に町会長を団長にして総勢 51 人で出かけ，その後フィジーに車いすを送るボランティア活動を当事者が中心になって継続した．

　玉川町会との交流が発展して「多摩川癒しの会」が発足した．当初は四季の 4 回行っていたが，現在は，当事者，家族，川のそばの施設の職員，医療・福祉関係者などで，春は野草のてんぷら，秋は芋煮会を主に行い，有志で夏は納涼会，冬は忘年会を開催している．このような経過のなかで，町会長は積極的になり，夏のイベントでは朝 4 時くらいから解凍したアユを約 100 匹焼いて持参してくれたこともあった．

2）市民，行政との連帯

　世田谷区では，社会福祉協議会が後押しして住民主体の会（「ふれあい・いきいきサロン」「支えあいミニデイ」など）が約 600 か所で活動している．要支援の片麻痺者が体操のグループへ参加した際，周囲の人々は「転ばれたら，どうしよう」というような不安な状況であり，当事者も体操のスピードについていけず，「通所リハではできる障害者だが，地域ではできない障害者になる」との発言があり，まだそのギャップが大きいことを再認識した．

　また，区は区民，事業者，行政職の 3 者が「新しい公共」をしようと呼びかけていて，福祉の現場でそれを実現すべく，2004 年春，有志で「世田谷政策提言の会」を立ち上げた．「だれでも参加できる」「批判で終わるのではなく，助言，提言をする」の 2 つの原則を掲げ，集まった人々がグループごとに活動内容を決め，実践するなかで，政策提言する内容をまとめた．最終的に報告会を開いて発表し，講評を得ることにした．その結果，①高次脳機能障害者が安心して地域で暮らせる支援，②ボケても普通に暮らせる，③ひとりでも安心して暮らせる，などの 6 グループに分かれ，各グループは月 1〜2 回のペースで会議を行った．各グループの代表で構成する世話人会が全体の調整を行った．2004 年 9 月に助役を招いて中間報告会を行い，同年 12 月に区長，助役を招き，約 120 人の参加で最終報告会を開催し，報告集にまとめた．

　6 つのグループ活動のなかから，筆者が継続してかかわった①「高次脳機能障害者が安心し

て地域で暮らせる支援」の活動について述べる．このグループの構成は，高次脳機能障害者 7 人，家族 10 人，医療職 5 人，福祉職 11 人であった．「相談・啓発」「拠点づくり」「在宅支援」の 3 つのグループに分かれて，2004 年 4～12 月の最終報告会までの会議数は世話人会が 7 回（参加人数は 2～4 人），リーダー会が 11 回（同 5～10 人），その他全体会，グループ会，調査などが 26 回（同 1～40 人），合計 44 回であった．

最終報告での政策提言は，(1) 世田谷ノーマライゼーションプランに 3 障害だけでなく，「高次脳機能障害者のための施策の充実」を盛り込む，(2) 高次脳機能障害の専門相談コーナーを設ける，(3) 専門研修の実施，区民への啓発活動，(4) 高次脳機能障害のヘルパーの創設（記憶障害活動プランナー，半側無視ガイドヘルパー，失語症会話パートナー），(5) 拠点づくり（自主グループの活動拠点の確保，支援センター，小規模多機能）の開設，を提言した．これらを継続的に推進，活動していくために，2005 年 5 月，「世田谷高次脳機能障害連絡協議会」を設立した．

その結果，(1) は 2006 年に「世田谷ノーマライゼーションプラン」に盛り込まれた．(2) は全国レベルの高次脳機能障害の活動の追い風もあり，2 か所の相談コーナーが設置された．(3) は継続した研修，啓発活動が行われている．(4) は世田谷区独自の政策として，2008 年から始まり，現在，約 90 人の登録ガイドヘルパーがいる．(5) はまだ実現していない．

そして，2008 年から毎年 2 月に高次脳機能障害者などが出演する「春の音コンサート」を開き，200～300 人の聴衆を前に，プロが操作する照明を背景にした舞台でバンド演奏，朗読，歌などを披露している．秋には，当事者，家族，医療・福祉職が集まって，さまざまな経験談，悩み，今後の方向性などを議論している．

ところで，政策提言の会は，1 年ごとに新たなテーマを設けてその後継続したが，当初の盛り上がりが欠けるようになった．その理由として，区のなかで提言した政策の実行までの仕組みが決まっていなかったこと，および，経費が 100 万円単位の予算は議会との関係になり，政策がなかなか実現しないことなどが考えられる．

2007 年，政策提言の会が認められたのか，「せたがや福祉 100 人委員会」が区長の選挙公約で始まり，これまでの有志の会から公的な会に昇格した．活動と並行して，あらためて政策にするまでの決定方法について話し合いはしたが，合意に至らず，徐々に活動が縮小した．行政や議会への働きかけ，現場の実践家，区民の意見を集約して政策を提言・実行する仕組みを制度として定着する，などは地域包括ケアに向けて解決すべき課題である．

2009 年には，「脳損傷者ケアリング・コミュニティ学会」を立ち上げた．地域で暮らす，障害者，家族，市民，医療，保健，福祉職，福祉機器製作・販売者，家屋改修の建築士，哲学者，社会学者など全員参加の会にしている．とりわけ，当事者と医療・福祉職が一方向でなく双方向の関係を確立すること，市民の参加を促すこと，などが大きな目標である．

5．まとめ

　1980年の「国際障害者分類」は障害者だけを分類していると，障害者からの問題提起があり，2001年には「国際生活機能分類」になったが，その際，障害者，学識経験者，実務者がそれぞれ1/3ずつの構成の委員会で討論して決定した．わが国でも，障害者差別禁止法（最終的に「障害者差別解消法」になった）の委員会に多くの障害当事者の参画があった．

　2025年に向けた地域包括ケアの議論が2010年から始まっているが，障害者の参画が少ない．障害者は支援を受ける立場が続くため，そのままの状態に限定した考えを家族，支援者が抱き，家族，支援者が障害者にいい方向と善意で決めることが起こりやすいが，そこから脱却することが求められる．

　そのために，自信がない障害者が元気な先輩障害者と交流し，障害者が自らの状態を理解し，障害者がしたいことを支援者といっしょに見つけて実践することで少しずつ自信を取り戻し，元気な障害者になるサイクルを地域全体で目指すことが重要である．

　もうひとつは，市民の参画である．要介護者は65歳以上で10数パーセントであり，80数パーセントは動ける．1～2割の市民が参画すれば，状況は変わると考えられる．そのためには，介護保険等の情報公開が必須であり，行政の度量が試されると同時に，市民の力も試される．

（長谷川幹）

VII．効果的なチームカンファレンスのあり方

1．チームカンファレンスの目的

　チームカンファレンスは，在宅生活を営むサービス利用者やその家族の生活の質を高く保てるような支援提供ができるように創意工夫するために開催される．チームカンファレンスに出席する参加者全員が，その目的をよく理解し，カンファレンスが形骸化しないように，常にその目的を意識しなければならない．また，その目的は，サービス利用者に直接サービスを提供する支援者だけでなく，その支援者が所属する機関の長にも理解され，カンファレンスが，むだな時間ととらえられることなく，適切に開催されなければならない．

　在宅ケアにおけるチームカンファレンスは，施設や病院などで行われるカンファレンスと状況が異なり，多機関の専門職や職員が関わる場合もある．そのため，適切なコミュニケーショ

ンを図ることがカンファレンス参加者によく理解されなければならない．チームカンファレンスは，高齢者支援の場合であれば，サービス担当者会議のような形態で開催される場合もある．しかし，チームカンファレンスは，居宅サービス計画の検討を行う場合だけでなく，居宅サービス計画以外の内容で，チームカンファレンス開催の必要性があれば，迅速に開催されることが望ましい．

　チームカンファレンスは，ファクスや電話などの手段では，支援者間での理解がむずかしいと考えられる内容を話し合う場合に開催される．チームカンファレンスの開催にあたって，開催を希望する支援者がカンファレンスで話し合うべき内容をよく吟味しておかなければならない．チームカンファレンスを開催する必要がある場合の例としては，①サービス利用者の生活ニーズ把握において多角的な検討が必要な場合，②サービス利用者の対応に特別な配慮が必要な場合，③サービス利用者に虐待などが疑われる場合，④サービス利用者の家族などに大きな変化が生じた場合（たとえば，同居家族の入院などの場合），⑤サービス利用者に軽度の認知症が疑われる場合などが挙げられる．

2．チームカンファレンス開催前にカンファレンス参加者全員が理解しておくべき点

　チームカンファレンスを適切に維持していくために，カンファレンス参加者は，次のようなことに留意しなければならない．

　（1）カンファレンス参加者は，チームアプローチの重要性を認識するとともに，その重要性は，サービス提供者側の利便性にあるのではなく，あくまでサービス利用者やその家族の生活の質の保持あるいは向上，ケアの質保証のためにあることを常に意識しなければならない．

　（2）カンファレンス参加者は，それぞれの専門領域の違い，人生観の違い，介護観・ケア観の違いなどがあることを認め，それらを尊重し，サービス利用者やその家族に対して，どのような支援がカンファレンス参加者にできるのかを考えていこうとする姿勢が必要である．

　（3）カンファレンス参加者が，それぞれの専門領域および担当するケアの責任を負うことは当然ではあるが，場合により責任の共有化を行うことで，一体的なチームアプローチを目指そうとする姿勢も必要なことがある．

　（4）チームにおいてなされなければならない課題が，サービス利用者やその家族に対する支援目標とどのような関係にあるのかをよく理解しておかなければならない．そして，支援目標の達成のために果たさなければならないカンファレンス参加者それぞれの役割とはなにかもよく理解しておかなければならない．

　（5）カンファレンス参加者は，それぞれの意見を率直にいえる雰囲気づくりを行う．

3．チームカンファレンスにおける司会者の役割と留意点

　効果的なチームカンファレンスを開催し，多職種によるチームアプローチが適切に機能して

いくようにするためには，司会者のカンファレンスにおける役割が重要となる．効果的なチームカンファレンスを開催するためには，司会者に次のような役割が求められる．

1）チームカンファレンスでの促し役

司会者は，カンファレンス参加者が自由に意見をいえるような雰囲気づくりを行い，各自の意見や考えを述べるように促す役割を担う．その際に留意すべきことに，司会者がカンファレンス参加者の個性，能力，役割期待などをアセスメントし，①適切な時期に意見を述べることができるように工夫すること，②生産的で活発な意見交換ができるように，カンファレンス参加者との信頼関係に配慮しながら，どのような意見を述べることも許される雰囲気づくりを行うこと，③さまざまな挑戦的な意見についても促し，そのことを支持的に受け止めること，④反対意見や葛藤についても述べることができるように工夫をすることなどが挙げられる．

2）チームカンファレンスにおけるコミュニケーションでのつなぎ役

司会者は，カンファレンス参加者の意見の適切な解釈や要約を行い，カンファレンスで共通理解ができるようにコミュニケーションのつなぎ役を担う．カンファレンスが終わる前に，司会者は，カンファレンスの内容・決定事項のまとめを行い，それぞれのカンファレンス参加者の記憶に残るようにすることが求められる．

コミュニケーションのつなぎ役を担う司会者が避けるべき質問は，「どうして」あるいは「なぜ」で始まる質問である．たとえば，「なぜ，そのような考えになるのですか」という質問は，質問者が，その考え方を否定的にとらえているようなニュアンスとなり，その考えを述べたカンファレンス参加者が防衛的になってしまう可能性がある．また，カンファレンス参加者が自分自身の考えを述べたこと自体が誤っていたかのような気持ちにさせる可能性もある．カンファレンス参加者の考えを確認するために，司会者がたずねる場合，「そのような考えに至った経緯に，どのようなことがあったのでしょうか．もう少し話していただけませんか」あるいは，「そのような考えになったことについて，少し詳しく話していただけませんか」という言い方が望ましいとされる．

3）カンファレンスでのまとめ役

司会者には，カンファレンスをまとめる役割がある．特に，カンファレンスが終わる前に行うまとめは非常に重要である．カンファレンスが終わる前に，司会者が行うことは，カンファレンスの内容の振り返りや決定事項の再確認などである．また，カンファレンス参加者間で対立や葛藤が生じたカンファレンスで，その終了前に行う司会者のまとめ役も非常に重要となる．葛藤や対立が生じた際のまとめ役として，司会者が心がけなければならないことに，①チームにおける対立や葛藤は自然なことであり，チームが成長し，よりよいチームとして活動していくために必要なプロセスであり，対立や葛藤がチームにとって意味があることであると伝えること，②カンファレンス参加者が防衛的になるのではなく，次回のカンファレンスでは

可能な限り各自の意見を述べ，また，他者にも配慮した意見を持ち寄ることを伝えること，③対立や葛藤を解決していくために，どのような工夫が考えられるかの意見を持ち寄ることを提案することなどがある．

　カンファレンス参加者のコミュニケーション能力は，参加者個人の認知能力，言語処理能力，判断力などにより大きく異なり，個人差も大きい．さらに，個人のコミュニケーションスタイルにも固有性がある．そのため，カンファレンスの司会者は，そのことをよく自覚しながらカンファレンス参加者と適切なコミュニケーションを図っていく必要がある．特に，司会者に求められるコミュニケーションスタイルとして心がけなければならないことに，次のようなことが挙げられる．

　(1) 司会者がカンファレンス参加者に伝えなければならないことがある場合，誤解が生じるような言葉使いやあいまいな表現を避ける．

　(2) 司会者がカンファレンス参加者に伝えたいことがある場合，多くのことを一度に伝えるのではなく，要点を絞り的確に伝えていくことが必要となる．また，司会者は，伝えたい内容がカンファレンス参加者に適切に伝わっているかどうかを確認する．

　(3) 司会者は，カンファレンス参加者が表現している内容をよく理解する．

　チームアプローチを進めていく場合，チームでケアを進めていくことに自信をなくしたり，チームとして役割を担っていくことに抵抗感を示すカンファレンス参加者が出現することがある．チームアプローチを進めていくうえでは，司会者はそのようなカンファレンス参加者に対しても適切に対応していくことが求められる．そのような場合，司会者の対応方法として，次のようなことが挙げられる．

　(1) カンファレンス参加者が自信を失ったり，抵抗感を示したりすることを自然なこととしてとらえ，そのカンファレンス参加者の話を共感的に理解しながら聞く．そして，カンファレンス参加者との信頼関係を構築しながら，カンファレンス参加者の状況を的確に理解する．

　(2) カンファレンス参加者の話を聞く場合には，チームアプローチに関して司会者と意見や考え方が大きく異なったとしても，カンファレンス参加者を説得しようとしたり，カンファレンス参加者の話を批判的に聞いたりするのではなく，まず，そのカンファレンス参加者の意見や考え方をよく聞き，理解しようとすることが必要となる．

　(3) カンファレンス参加者の変化の可能性を信じながら，カンファレンス参加者が自信を回復できるような工夫やチームアプローチに対する抵抗感を少なくしていくための方法を考えていく．

　(4) カンファレンス参加者の自信回復や抵抗感の減少については，時間がかかる場合もあると考え，結論を急がない．

　(5) カンファレンス参加者への対応が非常にむずかしくなった場合には，カンファレンス参加者の同意を得て，司会者は，カンファレンス参加者の上司などに相談する．

4．チームカンファレンスの進め方

　カンファレンスを円滑に進めていくためには，カンファレンスで話し合うべき内容の明確化や話し合う時間の限定などが必要となる．司会者が複数のテーマや内容で話し合いを行っても問題は生じないと感じたとしても，1回のカンファレンスで複数の内容で話し合いを行うと混乱が生じ，また，円滑なコミュニケーションを保つことができず，ケアの質を向上させるためのカンファレンスとはならない可能性が高くなる．また，長時間にわたるカンファレンスは，カンファレンス参加者の集中力を低下させ，さらに，次回以降のカンファレンスへの参加意欲も低下させる．したがって，複数のテーマ設定で行われたカンファレンスや長時間にわたって行われたカンファレンスは生産的な意見交換の場とならないことが多く，可能な限り話し合われる内容や開催時間を限定してカンファレンスを行うことが望ましい．

　基本的には，カンファレンス開催前に，司会者が話し合う内容を精査し，カンファレンスの準備を行い，短時間で明確な内容に限定したカンファレンスを開催することが，効果的なカンファレンスの進め方の条件である．ひとつの例としては，1回のカンファレンスで話し合う内容は2つ程度のテーマで，長時間にならず，15〜30分，長くても1時間程度が望ましいといわれている[1]．

　カンファレンスにおいては，それぞれのカンファレンス参加者が伝えたい内容を正確に話すように心がけるとともに，カンファレンスにおける内容で，一部のカンファレンス参加者に理解できない内容があると判明した場合には，できるだけ，司会者や他のカンファレンス参加者がフィードバックや言い換えなどをして，カンファレンス参加者全員が正確に理解できるようにすることが重要である．不正確な理解のままでカンファレンスが進行していくと，カンファレンス参加者間に誤解が生じ，ケアの質を保証できなくなる場合もあると考えられている[2]．

　カンファレンスを円滑に進行していくためには，司会者によるカンファレンスの事前準備が必要である．準備すべき内容に次のようなことが挙げられる[3]．

①カンファレンスのテーマ設定とカンファレンス内容の精査

②カンファレンスで話し合うべき内容で重要な内容とそうでない内容との区別と話し合う順序

③カンファレンスの話し合いで決議を伴う内容とそうでない内容との区別と話し合う順序

④カンファレンスで話し合われる内容ごとに割り当てる時間の設定（話し合う内容が2つ程度ある場合，どのくらいの時間を1つの内容に割り当てるかを設定すること）

⑤カンファレンス時間内に話し合いが終わらない場合の時間設定

⑥カンファレンスで話し合われる内容の概要に関する簡単なメモ

　カンファレンスにおいて決議を行わなければならない内容を伴う場合には，その内容を優先的に取り扱い，話し合う順序を最初にすることが望ましいが，カンファレンス参加者間に多様な意見があり，コンセンサスを得なければ決定できない場合には，話し合いの時間を十分とるために最後の議題とすることもある．

　パーキンソン病による歩行障害で転倒し，右足首骨折で入院，その後，骨折治療が終了して退院することとなった Z さん（男性・83 歳・独居・要介護 1）が自宅に戻るための支援に関する検討を行うサービス担当者会議について具体的に考えてみる．Z さんを担当する介護支援専門員は，サービス担当者会議を開催するために，Z さんの担当者である神経内科医師，訪問看護師，訪問介護員，理学療法士などに会議の参加を依頼した．そして，その介護支援専門員は，担当者会議の準備をするために，話し合いのテーマを，Z さんのパーキンソン病による歩行障害と転倒予防や，退院後に自宅で安心して生活を営むことができるようにするための課題（生活ニーズ）の検討とし，第一の話し合いでの重要事項を，Z さんのパーキンソン病の予後とパーキンソン病による歩行障害の特徴と留意点とした．そして，パーキンソン病を前提とした Z さんの退院後の生活ニーズについての検討を第二の重要事項とした．それぞれの重要事項について，話し合いに割り当てる時間を 10 分程度とし，Z さんについての話し合いに割り当てる全時間を 25 分程度とした．介護支援専門員は，担当者会議で話し合うテーマと 2 つの重要事項について箇条書きにした簡単なメモや居宅サービス計画書の原案などを準備し，全参加者との日程調整とテーマについての事前説明を行い，サービス担当者会議を開催した．なお，居宅サービス計画書原案の担当者会議での開示については，あらかじめ Z さんからの了承を文書で得ている．

【第 2 章Ⅶ．文献】
1）Brody R：Effective managing human service organizations, 3rd ed., 145-155, SAGE Publications, California（2005）.
2）Barretta-Herman A：The effective social service staff meeting. *In* Business communication：New Zealand Perspectives, ed. by Slegio F, 136-147, Software Technology, New Zealand（1999）.
3）Sheafor BW, Horejsi CR：Techniques and guidelines for social work practice, 7th ed., 428-434, Pearson Education, Boston（2006）.

（岡田進一）

Ⅷ．家族への支援

　在宅ケアにおいて家族の存在は大きい．在宅ケア継続には，療養者本人と家族の両者の意思決定や生活の質（QOL）の維持が尊重されることが重要であるが，特に介護を担っている家族への支援は，在宅ケアが継続されるために在宅療養者本人のケアと同等にケアサービス提供者が心をくだくものである．療養者本人のケアを担っている家族へのケアの重要性を考えてみよ

う.

1. 家族と介護

　介護とは，食事や排泄や清潔保持など日常生活の基本部分の援助を行うことである．家族介護とは，その援助を主に行う家族を主たる介護者，その協力者は副介護者として理解されてきた．

1）家族をどうみるか

　家族をどのようにとらえるか，家族の定義は家族を対象とする学問領域によって一様ではないが，在宅ケアを提供する専門職もまたそれぞれの家族観をもっており，ケアチームもそれぞれ家族に関わるとき，各自の家族観を点検しておくことが重要だと考える．

　たとえば，家族を次のように定義することもできる[1]．家族とは，情緒的な結びつきがあり，自分たちは家族であってお互いに関わり合って生活すると相互に認識している集団であり，システムである．「互いに関わり合う」ということは，日常生活においてお互いに責任と義務を果たし，成長していくことを意味する．また，家族は社会を構成する基本的な要素であり，1単位である．家族は，地域社会の下位システムとして，社会と密接な関わり合いを通して存在し影響し合うものである．

　加えて，家族を理解するために，家族の特性を把握しておくことも大事である．特性として下記のことが挙げられる．

　①家族は家族独自の歴史と価値観をもち，それぞれの地域社会で生活している．地域社会はまたそれぞれの自然環境，文化環境，生活慣習などをもち，そこで暮らす人々と相互作用をなしている．家族は生活する地域社会のなかで社会生活や家庭生活を送りながら歴史を紡いできており，そのなかで築かれた価値観は家族の健康課題への対応に大きな影響を及ぼす．

　②家族は，保育，教育，保護，介護などのケア機能をもっている．家族に介護を期待する所以となるところである．

　③健康問題における重要な集団であり，ひとつの援助の対象である．家族への支援が求められる根拠ともいえる．その家族は，地域社会との密接な関係をもち，集団として，常に変化し，発達し続けており，家族内で役割や責任を分担し，普段の相互作用によって，家族間の人間関係を形成している．

2）家族の範囲

　家族の定義や特性についてみてきたが，人はどの範囲までが自分の家族と考えるのだろうか．同居しているか別居しているかによっても異なるかもしれない．多くの場合，続柄によると推測される．夫婦でも妻は，妻自身の兄弟姉妹とその配偶者や子どもたちは自分の家族とみ

表 2-8-1　要介護度別にみた同居の主な介護者の介護時間の構成割合

（単位：％）

	ほとん終日	半日程度	2〜3 時間程度	必要なときに手を貸す程度	その他	不詳
総　　数	25.2	9.6	11.4	42.0	9.1	2.7
要支援 1	4.7	1.2	3.4	70.7	17.3	2.7
要支援 2	8.9	2.8	8.9	60.0	16.9	2.4
要介護 1	13.5	8.6	13.0	56.2	7.1	1.6
要介護 2	23.4	13.0	13.1	42.6	5.7	2.1
要介護 3	35.9	13.0	12.7	30.8	6.3	1.2
要介護 4	53.9	13.6	14.0	9.7	6.7	2.1
要介護 5	56.1	12.9	11.8	6.4	8.9	3.8

注：総数には要介護度不詳を含む

〔厚生労働省：平成 25 年国民生活基礎調査の概況（http://www.mhlw.go.jp/toukei/saikin/
hw/k-tyosa/k-tyosa13/，2014.12.20)〕

なすが，夫の兄弟姉妹についてはどうだろうか．また逆に夫はどうだろうか．

　このようなことを冷静に見つめ直し，要介護者が家族と思う範囲と家族介護者が家族ととらえる家族の範囲とさらにケア提供者が考える家族の範囲はどこまでなのか，確かめておくことが必要だろう．特に注意すべき例としては，サービス提供時に同席する家族と家族内で決定権をもつ家族は異なることもありうる．キーパーソンが別居して遠方に暮らす家族の場合もある．サービス導入の決定に手間取る場合など，日常の介護を担っている家族を追い詰つめないような配慮が必要である．ただ，家族の範囲も家族のライフサイクルに応じて，とらえ方が変化してくる[2]と思われる．

2．家族への支援が求められる背景

　家族への支援が求められる背景にはどのようなことがあるか，考えてみたい．

1）家族介護者の介護状況とジレンマ

　平成 25 年度国民生活基礎調査[3]によると，要介護度別にみた同居する主な介護者の 1 日の介護時間は，「ほとんど終日」が要介護度 5 では 56.1％，要介護度 4 では 53.9％，要介護度 3 で 35.9％と要介護度が高いほど 1 日のうちの介護時間が長くなっている．終日介護に追われる生活では，介護する家族は自分のために時間をもつことができない状況である（表 2-8-1）．また，介護時間が「ほとんど終日」の同居の主な介護の性別は女が 71.5％，男が 28.5％であり，介護者の続柄は，男女とも配偶者が多く次に子どもである．女性の場合，子の配偶者も約 10％である．男性介護者[4]が増えてきているとはいえ，介護は女性が担っている現状である（図 2-8-1）．

　そのような状況のなか，総務省の平成 24 年度就業構造基本調査結果によると，過去 5 年間に家族の介護等を理由に離職したものは 487,000 人で，そのうち女性は 389,000 人で約 8 割を占

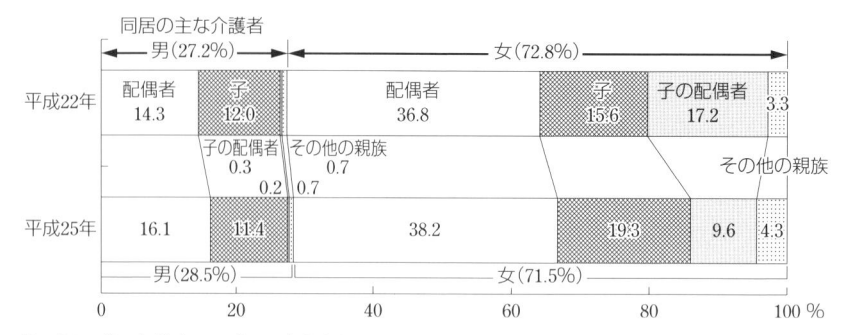

注：「その他の親族」には「父母」を含む.

〔厚生労働省：平成25年国民生活基礎調査の概況（http://www.mhlw.go.jp/toukei/saikin/hw/k-tyosa/
k-tyosa13/，2014.12.20）〕

図 2-8-1　要介護者等との続柄別にみた介護時間が「ほとんど終日」の同居の主な介護
者の構成割合

表 2-8-2　世帯構造別にみた要介護者等のいる世帯の構成割合の年次推移

(単位：%)

年次	総　数	単独世帯	核家族世帯	(再掲) 夫婦のみの世帯	三世代世帯	その他の世帯	(再掲) 高齢者世帯
平成 13 年	100.0	15.7	29.3	18.3	32.5	22.4	35.3
16	100.0	20.2	30.4	19.5	29.4	20.0	40.4
19	100.0	24.0	32.7	20.2	23.2	20.1	45.7
22	100.0	26.1	31.4	19.3	22.5	20.1	47.0
25	100.0	27.4	35.4	21.5	18.4	18.7	50.9

〔厚生労働省：平成25年国民生活基礎調査の概況（http://www.mhlw.go.jp/toukei/saikin/hw/k-tyosa/k-tyosa13/．
2014.12.20）〕

める．男女合わせて年間約10万人が介護を理由に退職している[5]．介護のために仕事をやめる
と経済的にも困窮することが予測され，生活の基盤が揺らいでいく．無業者が今後の就業を希
望したり求職する者は50歳未満の男女ともに介護をしている者が介護をしていない者に比べ
割合が高くなっている．思わぬ家族の介護のために職業生活を断念した人たちのなかには，自
由時間があるようなないような拘束感を強く感じながら介護生活を送っている．また，再就職
もままならぬ現状で，目の前の介護を必要とする家族を自宅で介護したいと思いつつ，自分が
老いていく将来を考え不安をかかえている介護者もいる[6]．

2）家族機能の脆弱化

　要介護者等のいる世帯構成は表2-8-2のとおりである．家族世帯の変化や家族員の減少，ひ
とり暮らしや高齢者世帯が増えている．家族がいても同居でなく別居している場合もある．こ
れまで介護の中心を担ってきた女性の就労も促進されており，家族内の介護マンパワー不足や
女性が介護と仕事で悩みを抱えることが想像できる．

　また，医療技術が進歩し平均寿命も延びている．医療処置を必要としている人も自宅での療養が可能になっており，介護も日常生活の基本部分を担うだけではなく，高度化し多様化した介護内容となってきている．人工呼吸器や気管切開の処置や胃ろうなどの医療的ケアを要する要介護高齢者に対しても介護を手伝ってくれる家族や親族がいない介護者もおり[7]，介護者自身が活用できるサービスを積極的に利用しようとするようになってきており，支援へのニーズが高まっている．

3）家族介護者の悩み

　家族介護者は介護を続けているうちに，心身の疲労から介護に否定的な感情を抱くようになる場合がある．ケアする人の否定的感情は，在宅療養継続に不安を抱きそれが発端となって，さまざまな否定的感情を喚起し連鎖していく．この否定的な感情は，介護者自身の身体的負担や精神的負担，また経済的負担をさらに強めていくことにつながる．

　身体的負担は，「介護が体力的につらい」「睡眠時間が足りない」「持病が再発したり悪化する」「体調不良である」といったものである．精神的負担には，「外出できない」「自分の時間がもてない」「やりたいことができない」「先の見通しがつかない」「介護する自分を理解してくれる人がいない」「介護の協力者がいない」「世話をしている本人から感謝のことばがない」などがある．

　経済的負担には「仕事をやめてしまった」「仕事に就けない」「医療費や利用しようとするサービス利用料の負担が大きい」などがある．これらの負担感は，家族介護者の食欲不振や便秘または下痢といった消化器症状に表れる．また寝つきが悪い，眠りが浅い，熟睡感が得られないなどの睡眠障害も訴えることがある．これまでの生活リズムが乱れたり対人関係や社会活動の幅が狭まり孤立化していく．このような状態が続くとうつ状態となり，希死念慮が生じることがある．否定的な感情の負の連鎖をできる限り早く断ち切るため，介護者の負担を想像し，セルフケアに現れる状態をいち早く気づき，対応することが求められる．

　否定的感情や疲労感が高じると望ましくない状況をもたらす．そのひとつが虐待の問題である．「高齢者虐待防止法」が制定された 2006 年以降，全国的な高齢者虐待に関する報告がなされている．図 2-8-2 は養護者による高齢者虐待の相談・通報件数と虐待判断件数の推移である．相談・通報者のうち最も多いのが介護支援専門員であり，次いで警察，家族・親族の順になっている．虐待の発生要因は，虐待者の介護疲れ・介護ストレスが最も多く，虐待者の障害・疾病，家庭における経済的困窮（経済的問題）の順になっている[8]．

　さらに最も悲惨な出来事はいわゆる介護殺人[9]といわれるものである．厚生労働省の高齢者虐待対応状況調査では，介護者による要介護者の虐待等による死亡例が報告されている．しかし，介護殺人は虐待等によるもののみでなく，むしろ自分の骨身をけずってまで介護に専念しているなかで，介護疲れから突発的に無理心中や殺人の行為に及んでいる．これらの事件が報道され，家族介護者への支援の必要性が周知されるが，公的な支援対策の構築までにはいたっていない．

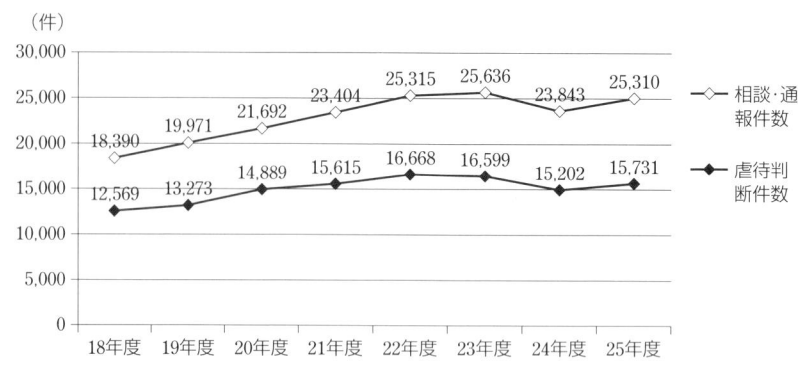

〔厚生労働省：平成25年度高齢者虐待の防止，高齢者の養護者に対する支援等に関する法律に基づく対応状況等に関する調査結果（http://www.mhlw.go.jp/stf/houdou/0000072782.html, 2015.2.20）〕

図 2-8-2　養護者による高齢者虐待の相談・通報件数と虐待判断件数の推移

3．家族への支援

1）介護する理由[6]

　これまで述べてきたように，介護は介護者の心身の疲労を蓄積させ，自分の時間も自由に使えないなど周りからは自己犠牲と思われる場合もある．しかし，それでも介護を続けている理由がある．

　1点目は，これまでの要介護者への「恩義に報いるため」であることが挙げられる．親として産み育ててくれた，妻また夫として絆をはぐくんできたので，介護するのは当然だと考えている．「自分の生活を犠牲にしたと思わないですよ．ひとつには親だから，まあ自分を産んで育ててくれたからお礼に面倒をみています」「私の足は産まれたときから悪くて母には迷惑をかけてきた．母が大好きで絶対家で母を看るといって，姉も親戚も看られない無理だからと反対したけれど絶対看るといって暮らしています」などと表現されることである．

　2点目は，過去の「後悔」から同じ思いを繰り返したくないと考えていることが挙げられる．「おやじが倒れたとき，そのときは私も仕事をしていて看られなかったから施設にいれちゃったんです．そのときの後悔もあるので，家で看られるのであれば介護を続けたいと思って」と表現されるように強い後悔が介護継続の要因になっている．

　さらに，3点目には，副介護者の存在や家族・親族の気遣い，地域との交流，ケア提供者との信頼関係があげられる．「娘の同居が大きい．愚痴もこぼせる．1日のメリハリができる」「姉と弟，近くにいるので訪ねてくれる．義兄も気遣ってくれてよくしてくれる．これらが大きな慰めになる」「ケアスタッフの支えがあり，孤立感はない」といった言葉が物語っている．

　ケア提供者には，介護者を孤立させず日々の介護の労をねぎらうこと，要介護者との思い出を語ってもらうこと，いつでも相談できるという安心の保証をすることなどが求められるだろう．それぞれの専門性をもって家族介護者の介護生活をバックアップしていくことが重要だとわかる．

2）求められる支援

　家族介護者が，毎日の介護生活のなかで必要な支援は，適切な介護や医療処置の知識・技術もさることながら，介護をだれかにまかせ自分の自由な時間が得られる体制や，経済的な支援であり，さらに自分の健康診断を受けたい・自分が病院を受診したいということも切実な声である．つまり，介護者が次の要介護者にならないための支援が求められる．身体的，精神的，社会的に健康を維持できるように介護者の健康管理が重要である．家族介護者の休息を保障する手段は，通所系サービスや短期入所の利用があるが，医療的処置を必要とする療養者は利用できない場合も多く，これらの利用拡大が求められる．また，家族介護者自身の健康維持のために健康診断を受けたり病院を受診することの保障が望まれる．市町村が実施する家族介護継続支援事業に「ヘルスチェック，健康相談」があるが，行き渡ってはいない[10]．家族介護者が参加しやすい家族介護継続支援事業の実施が望まれる．

　日々の介護に関する相談や指導ばかりでなく，介護者自身の休養や介護の代替を確保するための指導助言が求められる．また，家族介護者も社会参加して孤立をさけなければならない．これまで行ってきた趣味活動，旅行，社会活動が続けられ，就業の継続や自己実現と生活の見通しが立てられるような支援も考えていかねばならない．介護が終了したのち介護キャリアがその介護キャリアを生かす活動として，家族の支援につながるだろう．

　これらの支援のために在宅ケアに関わる職種は幅広く，それぞれの専門性を生かし連携，協働していくことが最も求められているといえる．

【第 2 章Ⅷ．文献】

1) 原　礼子：家族看護学をはじめて学ぶ．（山崎あけみ，原　礼子編）家族看護学；19 の臨床場面と 8 つの実践例から考える．3，南江堂，東京（2008）．
2) 山崎あけみ：発達する家族．（山崎あけみ，原　礼子編）家族看護学；19 の臨床場面と 8 つの実践例から考える．12-17，南江堂，東京（2008）．
3) 厚生労働省：平成 25 年国民生活基礎調査の概況（http://www.mhlw.go.jp/toukei/saikin/hw/k-tyosa/k-tyosa13/，2014.12.20）．
4) 津止正敏，斎藤真緒：男性介護白書；介護の社会化と介護者支援．紀伊国屋書店，東京（2007）．
5) 総務省統計局：平成 24 年就業構造基本調査結果の概要　平成 25 年 7 月（http://www.stat.go.jp/data/shugyou/2012/index2.htm#kekka，2014.12.20）．
6) 原　礼子，引野雅子，伊達久美子，ほか：公益財団法人在宅医療助成勇美記念財団 2013 年度前期助成報告書　安心安全な在宅ケア継続ための家族支援のあり方；家族介護者の日常的な休息（休養・休暇）の実態と支援方策のあり方を探る　2014 年 8 月．
7) 原　礼子，佐藤美穂子，上野まり，ほか：平成 23 年度老人保健事業推進費等補助金老人保健健康増進等事業　医療的ケアを要する要介護高齢者の介護を担う家族看護者の実態と支援方策に関する調査研究事業報告　平成 24 年 3 月．日本訪問看護振興財団（2012）．
8) 厚生労働省：平成 25 年度高齢者虐待の防止，高齢者の養護者に対する支援等に関する法律に基づく対応状況等に関する調査結果（http://www.mhlw.go.jp/stf/houdou/0000072782.html，2015.2.20）．
9) 湯原悦子：介護殺人の現状から見出せる介護者支援の課題．日本福祉大学社会福祉論集，125：41-65（2011）．
10) 原　礼子，佐藤美穂子，上野まり，ほか：平成 24 年度老人保健事業推進費等補助金老人保健健康増進等事業　家族介護を経験した高齢者の健康づくり・社会参加に資する取り組みとその効果に関す

る調査研究事業報告書　平成 25 年 3 月，日本訪問看護財団（2013）.

（原　礼子）

IX. 利用者と家族の参加を確保する方法

　在宅ケアにおいて，支援困難な疾患の代表として認知症が挙げられる．その原因として，本人，家族の意向がそれぞれ支援者の見立てと一致しないこと，あるいは意向そのものが明確でないことが挙げられる．さらに，多くの認知症ではしだいに障害は進行するし，その経過のなかで認知症の行動・心理症状（behavioral and psychological symptoms of dementia；BPSD）や生活障害などの介護者の負担となる症状が出現する．これらのことから認知症の支援では，常に本人・家族に対する説明と理解を促進する必要があり，さらに先を見越した形での支援計画を作成することが求められる．本稿では主として認知症を中心に本人・家族それぞれについて，その心理的傾向と利用者・家族のチームへの参加を確保する支援のあり方を述べる．

1. 認知症の進行と家族関係の変容

　認知症発症とともに記憶障害，注意分割障害，実行機能障害などの症状が出現し徐々に悪化し，その結果，少しずつ日常生活や社会生活に支障をきたすようになる．このような時期，家族は認知症の初期であることに気づいていることも気づいていないこともあるが，いずれにしても，本人の以前の姿との違いに戸惑う．その結果，多くの場合よかれと思ってであるが，本人に対して教育的介入，すなわち「その話はさっきも聞いたよ」「水道の水が出しっ放しになっていたよ」などと，誤りをいちいち指摘し修正しようとするために，本人は怒ってしまうといったことが起こる．このとき，それ以前の，たとえば親と娘といった家族間の立場に変化が起こっており，このことが本人，家族共に大きなストレスとなる．すなわち，本人の側は「自分が育てた子どもから指図される」というようなことによるストレスであり，家族の側は「自分の親はこんな人ではなかった」といった以前の母親・父親の姿とのギャップに対する戸惑いである．さらに，本人，家族共に，いままでの生活習慣を維持することがむずかしくなってきたことに対するストレスが出現する．

　認知症の本人・家族の支援を開始するにあたって，真っ先に取り組むべきものは，いうまでもなく正しい診断であるが，それと同時に，このようなねじれた人間関係を修復するための支援が必要である．認知症の本人に対してはいわゆる環境調整の試みによる本人の自己評価の改

善が必要不可欠であるし，家族に対しては，より効率のよい介護法を教育すること，すなわち心理教育が必要である．

2．ケアマネジメントと本人・家族の意向

　ケアマネジメント論においては，支援計画を策定するにあたり，本人・家族の意向，いわゆるニーズ評価が強調される．ところが，認知症の場合，本人・家族の意向は多くの場合，われわれ支援者が想定する支援計画と一致しない．たとえば，認知症では初期から意欲自発性の障害が出現し，自宅にこもっていることが多く，このことはのちに述べるように BPSD の原因となることも多い．したがってデイサービスなどにおいて，家族以外の人との交流や新たな役割の獲得が重要である．しかし，多くの場合認知症の本人は新しいことに挑戦することに対する抵抗があるため，デイサービスの利用を勧めても拒否することが多い．

　しかし，ケアマネジャー等のさまざまな努力により本人がデイサービスに通所し始めると，表情が明るくなることや，一部の BPSD が軽減することをしばしば経験する．したがって，認知症支援においては，本人・家族の意向を表面的に「ニーズ」ととらえ，専門職が必要であると考える支援を見送ることは得策ではない．本人・家族の意向はいったん，「ディマンド」と捉え，われわれ専門職の想定する「ニーズ」との乖離を把握したのち，可能な限りディマンドをニーズに近づけるための努力が必要である．われわれ支援者は可能な限り本人が計画を受け入れてくれるような工夫を十二分に行う必要があり，また家族には心理教育などを通じ認知症についての正しい知識や支援のあり方を学習してもらう必要がある．この点は，認知症でない人たちの支援と大きく違っている点であることを強調しておきたい．

3．認知症本人への支援

1）認知症の人の心

　従来，認知症について，「認知症の人はなにもわからない」というような誤った認識が流布していた．しかし，本人の行動をよく観察すると，このような考え方が誤りであることをわれわれは経験する．たとえば，アルツハイマー病の初期にみられる，自宅のあちこちにメモを張るようになったり，次の日になにか予定があると必死でその準備をしようとして混乱したり，夜中寝なかったりするなどの行動をみると，本人は本人なりに自身の認知レベルが低下していることを自覚しているのではないかと推察できることも多い．筆者の経験したある患者の日記を紹介する．

・症例　76 歳女性　中等度アルツハイマー病（HDS-R 14 点）本人の日記より
　最近頭がモンモンしておかしい．どうしよう．
　自分もどうしてよいかわからない．

困ったほんとにいやになる.

道歩いていてもわからなくなる事がある.

しっかりしないとね.

いろいろ考えるけど，うかばない.

X（息子の名前）も毎日私が変なことばかり言うからいやだろうね.

久しぶりにXとショッピングセンターに行った.

昔は自転車でよく行ったけどね.

昔が懐かしい若さだね.

一人で店ぐるぐる回ってよくしたもんだ.

懐かしい.

（掲載に関して本人・家族の同意済み．個人情報保護の観点から固有名詞は変更した）

　この患者は，自身の認知機能低下をほぼ正確に自覚し困惑しており，さらに以前ショッピングセンターにひとりでよく行っていたにもかかわらず，最近は息子同伴でないと行けない（あるいは行かせてもらえない）状態となっていることに不全感を感じていることが分かる．もちろんすべての患者についてこのような認識が保たれているかどうかはわれわれには分からない．しかし，通常の場合，他人からもの忘れなどの認知機能低下や生活障害を指摘された場合，強く否定したり，激しく怒ったりする行為はよくみられる．この行動については原因のひとつとして，認知症に対する偏見があるのではないかと考える．認知症に対する偏見は近年徐々に薄れつつあるため，軽度認知障害から軽症の患者が，自らもの忘れ外来を受診し，「もの忘れが増えてきている，以前に比べててきぱきと物事を片づけられなくなった．認知症になったのではないか」と訴える人も増えてきている．これらの訴えはやがて認知症の進行とともに深刻味を失っていくことが多い．すなわち，本人の現実検討能力は病気の進行とともに徐々に失われていくのであろう．しかし，快，不快，安心，不安，混乱というような感情についてはかなり末期まで保持されることが多く，しかも疾患の性格上，本人自身が適切な対処行動をとることが困難であるため，ケアする側との関係やおかれている環境を適正化することにより本人の感情の安定を図ることがきわめて重要である．さらに認知症が進行しても，本人の自尊心は多くの場合よく保持されるため，支援にあたっては注意が必要である．

2）BPSDと本人の心

　認知症の症状は大きく中核症状とBPSDに分けられる．中核症状については，認知症に伴う脳神経細胞の喪失に伴うもので，認知症の原因疾患にもよるが，通常は緩やかに進行し，いったん起こると回復することはない．しかし，BPSDは，本人の心理状態や環境に対する不適応などから起こる症状であり，環境を調整することやケアの工夫で回復させることが可能である．また，BPSDを予防することもある程度可能であるとされている．在宅で家族が介護している場合，本人のBPSDが家族にとって最も大きい介護負担の原因となることが多く，その対

表 2-9-1　行動・心理症状（BPSD）の要因

（1）内的要因
●器質性障害（中核症状）
記憶障害，判断力の障害などの認知障害
●心理
不安，緊張，猜疑心，焦燥，パニックなど
●身体的状況
痛み，掻痒感，便秘など
●病前性格
（2）外的要因
●物理的環境
建物や家具の位置関係
気温，照度など
●人的環境
介護者との関係，介護者の接し方
対人交流状況
●薬物などの精神作用物質
薬剤誘発性せん妄

策は認知症の在宅支援のなかで最も重要なものであるといえる．

　BPSD の原因について表 2-9-1 に示す．ここでは本人自身の要因と，本人を取り巻く環境要因に分けているが，これらの要因が複数関与していることが多い．それらは個別の BPSD により原因はさまざまであるが，たとえば嫉妬妄想，盗害妄想といった妄想については，本人自身の心理的要因が強いと考えられている．たとえば嫉妬妄想は，多くの場合，本人が身体的理由，あるいは認知症のために自宅にこもりきりであり，一方配偶者は買い物などで外出するため，結果として本人が自宅にひとりで取り残されるといった状況のときに発生しやすい．この場合，本人の心理的背景として「このまま帰って来ないのではないか」といった，見捨てられ不安があり，配偶者を攻撃するといった心理メカニズムによると考えられる．そのために，これに対し，介護者が「そんなことはしていない」と否定するなど心理的距離が離れれば離れるほど本人の不安感は増大するため，さらに妄想は悪化する．したがって，妄想の対象となっている人がむしろ心理的距離を近くとり，本人に安心感を与えることが有効である．さらに，デイサービスなどを利用することにより本人の体験世界が自宅以外に広がることにより，本人の介護者に対する全面的な依存関係を解消することが可能である．

　このように BPSD のなかには本人のおかれている環境に対する心理状況に配慮して対応することで解決することも多い．BPSD に対する薬物療法は本人の予後を悪化させるリスクが高いため，必要最小限あるいは可能な限り短期間とするべきである．

3）認知症本人の心の安定のために

　認知症の人が安定した状態で生活するために，以下のような配慮が必要である．

　（1）生活リズムの安定

先に述べたように，認知症では比較的初期より意欲・自発性の障害が出現することが多いため，趣味活動などの以前行っていた行動が徐々に失われ，自宅でほとんどの時間テレビの前ですごすことや，ぽーっとした状態で日中をすごす例が多い．このような日中の覚醒水準の低下は結果として夜間の不眠につながることが多く，この結果夜間せん妄のリスクが高い状態となる．このことを予防するため，生活リズムを適正に保持することはきわめて重要である．

(2) 社会性・役割意識

通常，人間は複数の集団に所属し，それぞれの集団のなかで何らかの役割を果たしている．しかし，認知症発症とともに以前所属していた集団，たとえば職場，地域の自治会，趣味の集まりなどから離脱し，結果として家庭が唯一の所属集団となることが多い．このことは心理状態の不安定化のハイリスク状態ととらえることができる．したがって，代わりの社会活動の場の提供はきわめて重要である．認知症においては老年期の場合，デイサービス・デイケアがそれに相当する．さらに若年認知症の場合は就労支援作業所などのより活動性の高い社会活動の場が必要である．さらに認知症の患者本人が自宅でも社会のなかでもそれぞれで一定の役割をもつことが必要である．したがって，従来の受動的，画一的内容のデイサービス・デイケアではその機能は不十分である．今後より高度の支援体制をもったデイサービス・デイケアの整備が必要であろう．

(3) 自尊心，プライドの維持

認知症に限らず，人間は他人からひとりの人間として尊重されていると感じられることが必要である．自尊心・プライドが傷つけられることは，その結果として怒りや不安，抑うつなどの否定的心理状態につながりやすく，そのことがBPSDの原因となることが多い．そのため，介護家族に対する適切な心理教育などによる，安定した本人の心理状態が維持できる環境づくりが必要である．

4．認知症の人を介護する家族の支援

認知症において，本人支援と同時に家族の支援は必要不可欠である．前述したとおり，家族は本人の認知症の経過のなかでさまざまな心理状態におかれるため，その安定のための支援を継続することは，認知症ケアのうえできわめて重要なポイントである．表2-9-2に認知症の人と家族の会が提唱している家族支援のポイントを示した．以下，病気の経過に従って起こりやすい家族の心理とその支援のあり方について述べる．

1）発症から診断まで

認知症疾患群のうちの多くは変性疾患であり，病気の進行はゆっくりと年単位で進行することが多いため，発症時期を明確に特定することはしばしば困難である．たとえばアルツハイマー病初期には，「同じ内容で複数回電話をかけてきた」「約束をすっかり忘れていた」などといった記憶の障害が起こるが，その際に多くの家族は「年のせいだろう」「たまたま疲れていた

表 2-9-2　「認知症」の人のために家族ができる 10 か条

1. 見逃すな.「あれ，なにかおかしい」は大事なサイン
2. 早めに受診を. 治る認知症もある.
3. 知は力. 認知症の正しい知識を身につけよう.
4. 介護保険など，サービスを積極的に利用しよう.
5. サービスの質を見分ける目をもとう.
6. 経験者は知恵の宝庫. いつでも気軽に相談を.
7. いまできることを知り，それを大切に.
8. 恥じず，隠さず，ネットワークを広げよう
9. 自分も大切に. 介護以外の時間をもとう.
10. 往年のその人らしい日々を.

〔認知症の人と家族の会，2008〕

のだろう」といったように問題を過小評価する傾向がある. これは社会心理学でいう normalcy bias（正常性バイアスあるいは正常化の偏見）とよばれる心理傾向である. 症状が徐々に進行し無視できないほど大きな問題が発生すると，初めて家族はその状況の深刻さに気づく.

　しかし，もの忘れ外来を受診することはそれほど気楽にできることではないし，たとえ受診を本人に勧めても，認知症患者は受診に抵抗することが多い. 認知症対策では早期発見，早期診断がきわめて重要である. 認知症対策においても認知症の正しい知識の普及啓発が行われることにより上記の正常性バイアスの払拭に取り組まれなければならない. さらに，本人・家族が気楽に専門外来を受診することができるような仕組みづくりが必要である.

２）診断前後

　家族が本人の認知症症状に気づいたとき，最初にとる行動は多くの場合，かつての母親，父親を取り戻そうとする行為である. すなわち，記憶障害を回復させようと，何度も覚えこませようとしたり，誤りを指摘したりする. しかし，このような行為はたいてい不成功に終わるばかりでなく，前述のとおり本人がプライドを傷つけられたと感じて，家族に対して攻撃的態度をとるようになることが多い. このようなことから本人と家族の関係がぎくしゃくすることが多い. 家族が本人と良好な関係を保ち，このあとの介護を適正にかつ心理的負担を最小限に行っていくために，この時期の心理教育はきわめて重要である. 家族心理教育の進め方については，個別性が大きく，さらに家族の到達点に応じて介入する内容は変化していくため，決まった形での方法論は確立されていない. このことは今後の課題である.

　本人，家族がもの忘れ外来を受診した際に，家族がまず期待するのは診断名であることはいうまでもない. しかし，それだけではなく，今後この疾患がどのように進展するのか，どう対応したらよいのかというような多くの疑問をもっている. しかしながらすべてのもの忘れ外来においてこのような情報提供が行われているわけではない. もの忘れ外来における情報提供のスキルアップや，家族介護教室など，多様な情報提供の場の整備が今後必要であろう.

３）BPSD・生活障害と家族

　認知症では比較的初期より種々のBPSDが出現し，家族の介護負担となることが多い．前述のとおり，BPSDの多くは複数の要因が重なって起こるものであるが，その対応法としては環境の調整やケアの工夫により軽減を図ることが原則である．BPSDでは家族の対応法の工夫により症状が軽減することも多いため，家族心理教育によりBPSDの適切な対処法についての情報提供を行うことが必要である．

　介護サービスなどの利用により家族と本人の心理的距離を適正化することも有効である．さらに，認知症が中期以降となると，さまざまな生活障害が顕著となるため，家族が効率よく介護を行うための情報提供が必要である．このような情報提供はケアマネジャーや地域包括支援センターが担うこととなっているが，現状では必ずしもその体制は十分ではない．今後のスキルアップが求められる．

４）ターミナルケアと看取り後

　認知症の終末期にどのような医療・ケアを受けるかについて，家族はたいへん重い決断を迫られることが多い．このことはたとえば悪性腫瘍の場合，患者はごく末期まで自身の治療方針について意思を表明することができるのに対し，認知症においてはごく初期の一時期を除くと，患者自身が意思表明することが困難であるため，たとえば胃ろう造設をするかどうか，延命治療をするかどうかといったことについて，本人の代わりに家族が選択を迫られることとなる．近年，本人が意思表明することが可能な時期に，このような選択をあらかじめ文書化しておくことが推奨されているが，このような取り組みはまだ一般化していない．本人の意思が明確でないなか，家族は治療方針を決定しなければならない．多くの家族は看取り終えたあとでもなお，「あの選択でよかったのか」と悩むこととなる．医療・介護の現場ではこのような家族の苦悩に寄り添った支援が必要である．

　家族の苦悩は看取り終えたあとも続くこととなる．一般に認知症についての医療・介護の支援は本人の存命中までであるため，長年の介護を終えたあとの家族の支援体制はわが国ではほとんどない．このような，グリーフケアについては，海外先進諸国において一定の支援制度が確立している．今後，わが国においても早急に取り組んでいく必要がある．

5．おわりに

　認知症について，その各ステージにおいて必要な患者・家族の支援のあり方について概説した．この分野については明確なエビデンスも確立した方法論も少ないため，現場での試行錯誤が続いているのが現状である．いずれにしても各ステージにおいて本人・家族に寄り添う支援が必要であると同時に，正しい知識の提供が必要不可欠であることを強調しておきたい．

（高橋正彦）

X. チームアプローチの評価方法

1. チームアプローチの評価基準

　近年の介護保険法の改正により，在宅サービスは大きな変化を遂げている．多種多様なサービスが生まれ，選択できるようになり便利な世の中になったといえる．しかし得られるサービスが数多くあり，本当に自分に必要なサービスがなんであるかが判断できない，適切なサービスの存在すら知らない場合が散見されるようになってきた．情報技術が発展してきている現在でも，70～80歳のインターネット利用は約40%[1]であり，その情報収集は既存の方法に頼らざるを得ない．

　チームアプローチが必要となる対象者は，多岐にわたる課題を抱えており，在宅サービスの利用方法もさまざまである．このチームアプローチの善し悪しを決定するのは，利用者本人であり，その家族であると考える．もちろん本人が認知症である場合など判断がつきにくい場合もあるが，基本はそのサービスを受けるべき人が満足のいくサービスを受けられたかどうかで決まるのである．

　在宅ケアにおいて利用者が満足したことを評価する要因として，生活の質（quality of life；QOL）の向上が挙げられる．利用者の状態やニーズを判断し，適切なケアを計画し，サービスを提供することで QOL を高めるという一連のプロセスは，他業種のサービスと何ら変わることのないビジネスプロセスである．このサイクルが繰り返し行われるのである．

　サービスが提供されることにより，利用者やその環境の変化を評価するためには，QOL の体力的な指標として日常生活動作（activities of daily living；ADL）が示されている[2]．さらには，行動・心理症状の測定[3]や，コミュニケーション活動評価を測定[4]などの研究がなされている．環境の指標としては，利用者の転倒発生率や入院率，引きこもり率などが指標となりうる．

　現在数多くの指標があるが，なにを利用して評価するかは，利用者と関係者が QOL を高めるためになにを重要視するのかの判断にかかってくると考える．

2. サービスの質とは

　では，利用者が満足のいくサービスとは何なのであろうか．利用者が求めるサービスを提供できたとき，満足のいくサービスといえるだろう．しかし，利用者は数多くおり，その人たちの考える満足のいくサービスは多種多様であるといえる．特に在宅におけるサービスは，同じサービスを提供しても，利用者により感じ方に大きな差がでやすいと考えられる．

　介護の現場をみてみると，経験豊富な介護職と新人の介護職では，やはりサービスに差があるといわざるを得ない．経験豊富な介護職は，利用者の満足を得やすいサービスを提供しているのである．どちらとも，基本的に行うサービスに変わりはないのであるが，1つひとつのサービスの質が異なると考えられる．

　サービスの質とは，技術の高さ，ていねいさ，利用者に対する知識の豊富さ，問題を解決することなど，さまざまな要素が含まれるといえる．これは，製品品質とは異なり，計測が非常にむずかしいことである．また，サービスを提供する人の体調や気持ちで大きく変化するものであり，さらにサービスを受ける側の体調や気分により，サービスそのものを変化させなければ質の高いサービスとはいえない．食事介助の際に，利用者の体調を考えずに毎日，全員に同じように介助することはできない．とにかく食べさせられればよいということではない．つまり，サービスの質は結果だけでなくプロセスも重要なのである．

　このように，チームアプローチの善し悪しを評価するのは，利用者であり，そこで提供されるサービスに満足したかである．その評価はさきに示したようにさまざまな指標があるが，それらの指標を向上させるためにはサービスの質を高めることが重要であり，チームとして利用者の思考を考慮にいれた質の高いサービスの提供が必要なのである．

3．チームアプローチにおける質の確保

　多くの関係者が，利用者のQOLを高めるために，努力をしている一方で，昨今，在宅ケアの現場において職員による不祥事が散見されている．それを防止するためにチームスタッフが体系的・組織的に連携することがいかに大切かについて考える．図2-10-1は，チームアプローチにおける介護の計画，実施，評価に至る13セクションとそれらの業務目標を示している．

　ケアマネジャー，地域包括支援センター，ソーシャルワーカー，医師，看護師，歯科医師，介護スタッフなどが，利用者のどうありたいか，なにが必要か，なにをサービスするか，どのようにサービスを行うか，うまくサービスができたか，どうやって提供するか，どうだったかというそれぞれの段階で業務を行うことが考えられる．各人が，各段階で最善となるように協奏的に連携し業務を行うことで，総合的に信頼性の高い業務とすることが重要である．

4．在宅ケアサービスの質改善への取り組み

1）総合的品質経営（TQM）

　サービスや製品の質改善についてはさまざまな業界で取り組まれている．製造業では，顧客が高度に満足する製品を生産することや，サービスを提供することなどのための一連の活動である総合的品質経営（total quality management；TQM）に取り組んでいるところが多い．TQMとは，トップのリーダーシップの下に組織が一丸となって，顧客が高度に満足する製品を生産したり，サービスを提供したりするための一連の活動である．業務におけるムリ・ムダ・ムラ

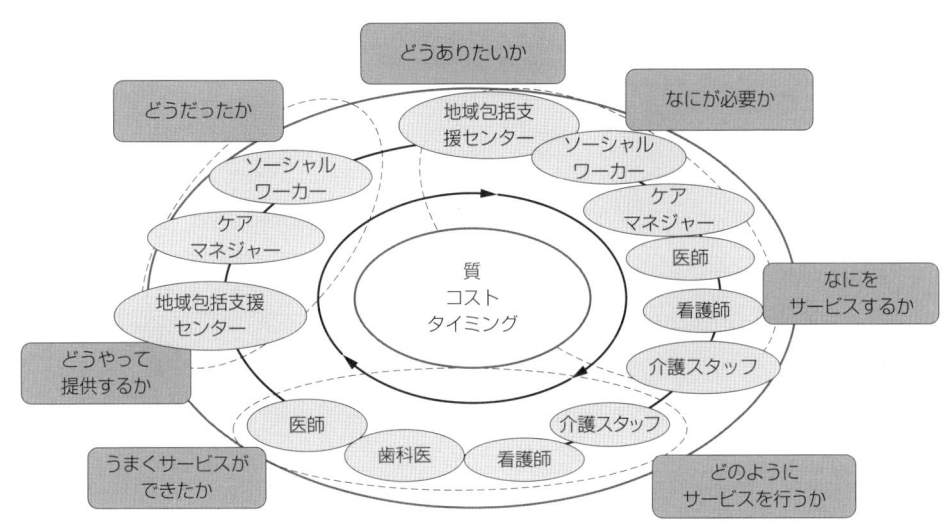

図 2-10-1　チームアプローチの体系図とその業務

を省くことで，効果的で効率的な施設経営を行うことができる．

　TQM とは，顧客の満足する品質を兼ね備えた品物やサービスを適時に適切な価格で提供できるように，企業の全組織を効果的・効率的に運営し，企業目的の達成に貢献する体系的活動のことをいう[5]．業務におけるムリ・ムダ・ムラを省くことで，効果的で効率的な施設経営を行うことができる．また，顧客満足（customer satisfaction）と同様に従業員満足（employee satisfaction）を検討することで，人材を確保・定着させることが可能である．在宅ケアにおいて，より高度なサービスを提供するためには，サービスの質を上げるために，その担い手であるチームメンバーが，生きがいをもって業務を遂行できる環境を整備することが重要である．サービスや製品の質改善についての取り組みは，いまやさまざまな業界で行われている．TQM の考え方を取り入れている製造業や建設業はもちろん，サービス業においても近年取り組みの事例が報告されるようになってきた．TQM の考え方を取り入れた結果，効率的な施設経営が実現し，さらに施設職員のバーンアウト抑制にも効果があるという事例も報告されている[6]．

　こうした現状を背景に，介護サービスを提供する高齢者福祉においても，TQM に基づいた質改善活動を行うことは不可欠であり，そうした活動が実際に一定の効果を上げていることが報告されている[7,8]．

2）チームアプローチにおける TQM の取り組みの意義

　製造業においては企業の規模を問わず拡大した総合的品質経営（TQM）であるが，サービス業への導入は非常に遅れてきた．品質の測定が困難なサービスを対象としていたためであるが，それでも 80 年代ごろからはデパート・銀行・ホテルといった業種にも広がり，最近では IT（information technology）企業や病院での事例も増えている．

　医療看護の分野では，診療科ごとの医療技術の進歩という意味で，質に関しては多くの研究

成果を上げているといえるが，医療施設全体やチームアプローチとしての利用者に対するサービスの質をとらえている研究はあまりない．

福祉においては，日本福祉施設士会が「福祉QC（quality control）」を提唱している[9]が，まだまだ全国的に浸透しているとはいえない状況である．高齢者福祉分野においても，提供するサービスの質向上の成果や取り組みの事例の報告，実際の現場からの声を科学的に分析し報告した研究は多いとはいえない．

在宅サービスは，利用者主体に選択できるサービスに切り替わったことでサービスは多様化し，求められる価値観も多様化してきたことにより，より質の高いサービスが必須となっている．そのためには高いサービスの質の維持および，TQMの目指す，顧客満足（利用者満足），従業員満足（職員満足）の追求が不可欠であり，在宅サービス提供の目的をチーム全体に浸透させることが重要である．在宅サービス提供の目的とは，一組織として社会に貢献するための理念であり，社会的満足である．これらの達成が在宅サービスの質の向上につながり，今後の社会背景と照らし合わせても，取り組むべき重要課題であるといえる．

5．在宅サービスの質に関する学術的研究動向

ここで，在宅ケアサービスの質に関する学術的研究動向について，医療看護分野の研究と，介護福祉分野の研究に分けて論じる．

1）介護福祉サービスの質に関する学術的研究動向

まず，福祉における質がどのように論じられているか，どのような要素によって成り立っているのかを明らかにするために，関連文献のシステマティックレビューを行い，先行研究の調査とともに，福祉サービスの質の構成要素[10]を作成した（図2-10-2）．このマトリクスの要素は，福祉の質を構成すると考えられるキーワードを，関連文献および行政の資料から抽出したものである[11~15]．この要素を情報管理システム，職場環境・施設環境，ケアの技術・福祉サービス，人事・組織管理の4つに分類し，さらに，総合的品質経営を構成する，職員満足（employee satisfaction；ES），利用者満足（customer satisfaction；CS），社会的満足（social satisfaction；SS）の3つのフィールドに分類して配置した．

次に，2010年度までに公開された論文を対象としたシステマティックレビューを行い，福祉の質に関して，学術的関心がどの分野にあるのかを調査した．

方法は，CiNii[16]およびgoogle scholar[17]を用いて，1999年1月1日～2010年7月31日の間に公表されている文献について検索した．検索は福祉業界の質に関係するキーワードの組み合わせによって行った．

研究テーマごとに分類を行ったところ，全13項目に分類できた．結果，介護職の職務意識に関する文献が最も多く16件，次いで在宅ケア11件，アンケート調査を主とした福祉施設の実態調査6件，人材育成5件，地域福祉5件，福祉政策3件，認知症に関する文献3件，高齢者

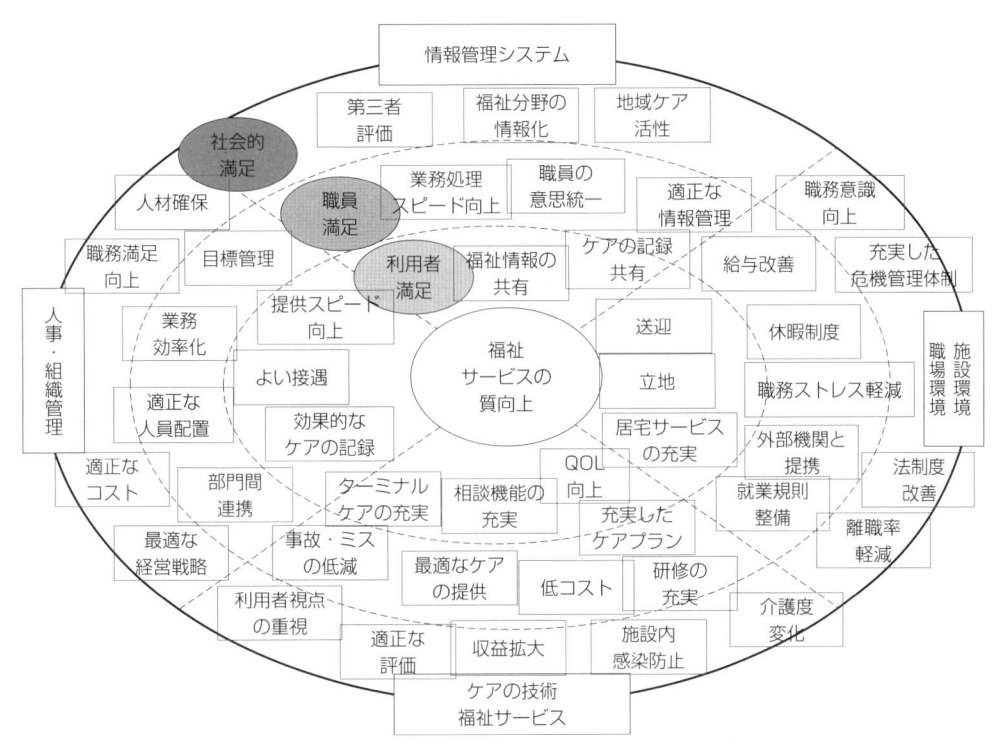

〔Oura A, Yamaji M, Ogihara A：Structure modeling of improvement in the quality of welfare service and research trends on welfare industry in Japan. *American Journal of Health Sciences*, 3（2）：141-158, 2012〕

図 2-10-2　福祉サービスの質の構成要素

　のライフスタイル3件，ケアの評価2件，介護支援2件，高齢者の介護度変化2件，看護活動1件，スタッフ配置1件，その他2件となった.

　高齢者における在宅ケアとチームアプローチに関する研究は，ケアサービス提供過程についてのアンケート調査[18]や連携ノートの開発[19]など，多くがチームの連携についてである. 記録に関する情報共有の手段として，連絡ノートの効果的な記載方法の検討[20]が報告されているが，さきに述べた記録システムなどの電子媒体での管理方法に関して論じられたものは原著論文にはない.

　チームアプローチの課題のひとつに情報共有が挙げられるが，チームのメンバーはそれぞれに多くの業務を抱えており，チームアプローチの基本であるメンバー間の理解，情報共有がむずかしい状況にある. 連携ノートの活用はその補助になると考えられるが，ノートの作成，閲覧に手間がかかるため，より効率のよい方法の検討が必要である. その方法のひとつとして，ICT（information communication technology）を利用しケアスタッフのつぶやきと位置情報を統合して可視化することで，これまで現場で漠然と感じていた課題を事実に基づいて把握して，改善点を抽出する研究[21]が行われている.

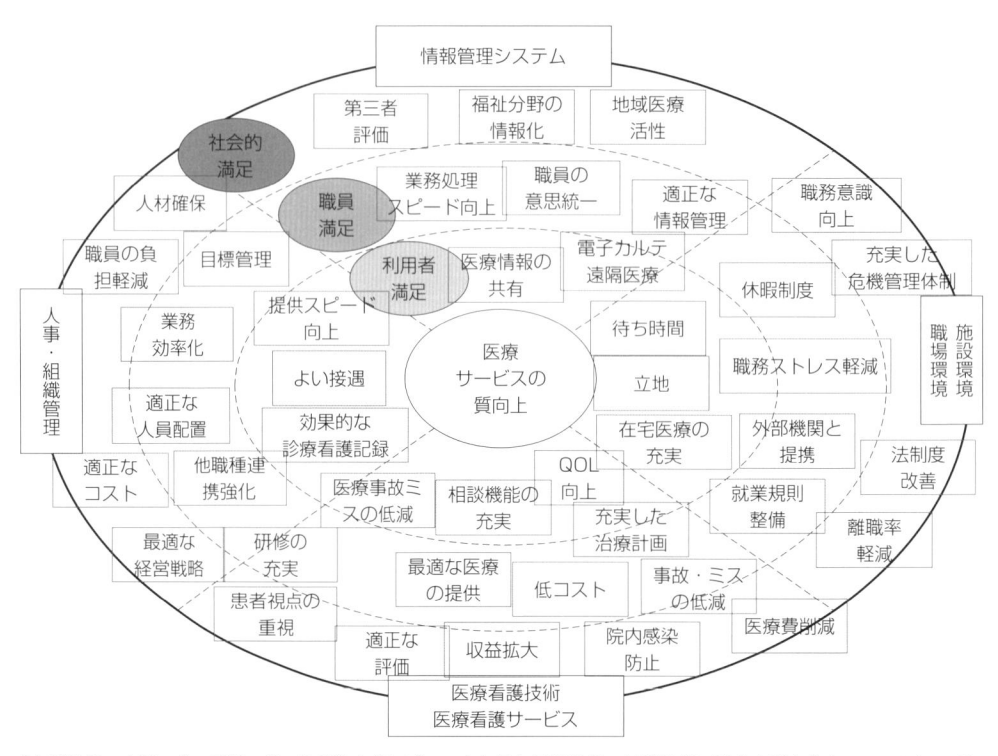

〔大浦絢子, 山路 学, 扇原 淳：体系的文献レビューから見た医療業界の品質経営に関する研究動向. 21st Asia pacific social work conference, 2011〕

図 2-10-3　医療看護サービスの質の構成要素

2）医療看護サービスの質に関する学術的研究動向

　介護福祉と同様に，サービスの質がどのように論じられているか，どのような要素によって成り立っているのかを明らかにするために，関連文献のシステマティックレビューを行い，先行研究の調査とともに，医療看護サービスの質の構成要素を作成した[22]（図 2-10-3）.

　マトリクスの構成要素は，医療関連法規および行政の資料[23~29]より抽出したものである．これらの要素を大きく 4 つの領域（情報管理システム，人事・組織管理，医療看護技術・医療看護サービス，施設環境・職場環境）に分け，さらに総合的品質経営を構成する，利用者満足，職員満足，社会的満足の 3 つのフィールドにそれぞれの構成要素を配置した.

　文献検索は，データベース医中誌[30]を用いて，2006～2011 年までで，医療看護のサービスの質に関するキーワードの組み合わせで抽出した原著論文 210 件について検討を行った.

　その結果，最も多く研究されているテーマは人事・組織管理全般に関するもの，職務ストレス軽減，職務意識向上，最適な医療の提供，研修の充実，適正な人員配置，最適な経営戦略に関するものであった．領域全体でみると，人事・組織管理に関する文献が多い傾向にあることが分かった.

　一方で，ほとんど研究がなされていない分野も多くある．特に，情報共有に関する情報管理

システム全般，業務処理スピードや，サービスに関する医療技術・医療サービス全般，総合的にみた社会的満足，提供スピード，院内感染防止，わかりやすい説明，少ない待ち時間，立地に関しては，あてはまる文献が存在しなかったため，今後研究の必要性がうかがえる分野であることがいえる．

6．チームアプローチの評価のために

　本稿では，チームアプローチを評価するのは，その利用者や家族であり，高い評価を得るためには，サービスの質を高めることが重要であることを述べた．そのためには，チームメンバー全員で同じ目標を達成することが重要であり，その考え方としてTQMが有効である可能性を示した．

　福祉のサービスの質を高めるための研究はまだその緒についたばかりであるが，研究者が一方的に進めるのではなく，現場の人たちが考え，検討したうえで新たな技術を導入していくことが重要である．既存の技術と新しい技術を使用する職員が，バランスをとり改善していくことにより，利用者満足を高めるだけでなく，職員満足が高まると考える．今後，多くの研究が報告されることを期待する．

【第2章X．文献】
 1) 総務省：平成24年版情報通信白書．総務省，東京（2013）．
 2) 有川順子，八木文雄，西川泰夫，ほか，認知症高齢者における日常生活遂行能力評価表の構築；第一報．作業療法，**26**（1）：79-82（2007）．
 3) 今井幸充，長田久雄，本間　昭，ほか，認知機能障害を伴う要介護高齢者の日常生活動作と行動・心理症状を測定する新評価票．老年精神医学雑誌，**22**（10）：1155-1165（2011）．
 4) 中野雅子：認知症高齢者の'その人らしさ'に関する一考察；コミュニケーション活動とADL評価から．京都市立看護短期大学紀要，32：73-80（2007）．
 5) TQM委員会：TQM21世紀の総合「質」経営．日科技連出版社，東京（1998）．
 6) 徳永淳也：福祉施設サービスにおける質改善活動とバーンアウト抑制の関連．日本公衆衛生雑誌，**53**（10）：882（2006）．
 7) 扇原　淳，沖繁　希，山路　学，ほか：高齢者福祉施設における業務プロセスの改善に関する研究．介護経営，**2**（1）：52-57（2007）．
 8) 扇原　淳，武藤　充，山路　学：介護技術・技能の変革による介護作業価値向上に関する基礎的検討．介護経営，**3**（1）：43-51（2008）．
 9) 日本福祉施設士会：「福祉QC」活動の普及・促進について（http://www.dswi-sisetusi.gr.jp/qc/index.html，2013.11.27）．
10) Oura A, Yamaji M, Ogihara A：Structure modeling of improvement in the quality of welfare service and research trends on welfare industry in Japan. *American Journal of Health Sciences*, **3**（2）：141-158（2012）．
11) 厚生労働統計協会：国民の福祉の動向2011/2012．東京（2011）．
12) ヘルスケア総合政策研究所：2010年度版介護経営白書．日本医療企画，東京（2010）．
13) 社会福祉法人経営研究会：社会福祉法人経営の現状と課題．全国社会福祉協議会，東京（2006）．
14) 西川克己：福祉事業経営特論；福祉マネジメントへの招待．自由国民社，東京（2006）．
15) 住居広士：介護保険における介護サービスの標準化と専門性．大学教育出版，東京（2007）．
16) CiNii（http://ci.nii.ac.jp/，2013.11.27）．

110

17）Google scholar（http://scholar.google.co.jp/, 2013.11.27）.

18）松坂誠應，浜村明徳，東登志夫，ほか：在宅ケアサービス提供過程における関係スタッフの連携．リハビリテーション医学：日本リハビリテーション医学会誌，**35**（12）：918-925（1998）.

19）亀井智子，小見光子，神山裕美，ほか：在宅高齢者と家族へのチームアプローチを支える「在宅ケア連携ノート」の開発と評価．聖路加看護大学紀要，28：50-61（2002）.

20）新田静江，望月紀子，清水祐子，ほか，通所サービス提供者と利用者家族間における連絡ノートの形式と記載実態．山梨大学看護学会誌，**4**（1）：27-33（2005）.

21）平林裕治，内平直志，鳥居健太郎：音声つぶやきによる介護サービスの可視化と改善；見える化して改善を促すためのツールの提案と評価．情報処理学会デジタルプラクティス，4（3）：212-217（2013）.

22）大浦絢子，山路　学，扇原　淳：体系的文献レビューから見た医療業界の品質経営に関する研究動向．21st Asia pacific social work conference（2011）.

23）黒川　清：医療経営の基本と実践．上巻 戦略編，日経メディカル開発，東京（2006）.

24）ヘルスケア総合政策研究所：医療経営白書2010年度版，日本医療企画，東京（2010）.

25）迫田勝明，眞木和俊，林　美穂：図解シックスシグマ流"強い現場"をつくる「問題解決型」病院経営；患者満足度を高める"やる気"と"感動"のサービス革命．日本医療企画，東京（2006）.

26）国際医療福祉大学医療経営管理学科：医療・福祉経営管理入門．四訂版，国際医療福祉大学出版会，東京（2004）.

27）厚生労働省：病院経営管理指標及び施設・設備への投資による病院経営影響調査（http://www.mhlw.go.jp/topics/bukyoku/isei/igyou/igyoukeiei/anteika.html, 2013.11.27）.

28）厚生労働省：医業経営の非営利性等に関する検討会　第1回～第9回議事録（http://www.mhlw.go.jp/topics/bukyoku/isei/igyou/igyoukeiei/kentoukai/mokuji.html, 2013.11.27）.

29）野田邦子：医療の質を向上させる適切な臨床指標の要件とその活用；4年間の継続測定により生まれた医療現場の変化．日本病院会雑誌，**57**（2）：185-191（1995）.

30）NPO医学中央雑誌刊行会：医中誌web（http://search.jamas.or.jp/, 2013.11.27）.

（山路　学）

XI. 地域における住民との協働
——住民の啓発・制度の改善・行政計画への反映——

　本稿では，地域における住民との協働のあり方，住民と協働して地域を変えていく方法について論じる．

1. 地域住民と協働するには

　2011年の介護保険法等の一部改正によって，「介護予防・日常生活支援総合事業」（以下，新総合事業）が創設された[1]．創設の背景にあるのは，医療・介護・福祉サービスを含むさまざまな生活支援サービスを日常生活の場（日常生活圏域）で包括的・継続的に提供することのできる地域での体制（地域包括ケア）づくり[2]である．新総合事業の使命は，「費用負担が制度的

に裏付けられていない自発的な」[3]支援を地域の住民やボランティアが物心両面から行う「互助」の仕組みをつくることにある．「『共助』『公助』を求める声は小さくないが，少子高齢化や財政状況を考慮すれば，…（略）…今後は，『自助』『互助』の果たす役割が大きくなっていく」[3]．

　新総合事業の成否の鍵を握るのが，生活支援サービスの提供を担う地域住民ボランティアの養成と，自立や社会参加の意欲の高い高齢者の地域活動の促進の2つである．新総合事業が実施されると「要支援者・2次予防事業対象者に対して，介護予防や配食・見守り等の生活支援サービス等を総合的に提供すること」が可能になる．また，その実施体制として「自立や社会参加の意欲の高い者に対する，ボランティアによるこの事業への参加や活動の場の提供」などが可能になる[4]．そこで，「ボランティアやサポーター等の養成，セミナー，研修等」[2]の取り組みによって地域資源の担い手を増やしていくほか，「住民主体の多様な生活支援・介護予防サービスを支援の対象としていく」[5]．

　ただし，「互助」は「これまでの国内の議論では抽象概念にとどまって」[6]きた．本稿の主旨のひとつは，この課題に答えることである．

1）ボランティアの養成；地域住民・高齢者

　行政が地域住民ボランティアを養成する場合，養成側の期待に反して，役所からなにもいわれないのでなにもしない「休眠ボランティア」が量産されることや，ボランティア活動のあり方について行政職員との間で無用な感情的軋轢が生じる状況が生じやすい．その理由は単純である．養成する側（行政職員）と養成される側（地域住民）との間で，自発性（ボランタリー）の定義に行き違いがあるからである．養成する側は，意図をもってボランティアを養成し，その意図の範囲で自発的に活動する自発性を期待する．ところが，養成される側は，養成側の意図に自発的に協力することこそ自発性だと認識している．後者のようなボランティアを「公民としてのボランティア（civic volunteer）」[7]とよぶことができる．

　「休眠ボランティア」や「公民としてのボランティア」が誕生する背景には，“してあげる”という関係や，“してくれても当然”というボランティア側の意識がある．行政職員は必要以上に“していただいている”という態度で接することになり，協働の関係がゆがめられる．しかし，行政職員がこうした関係でこたえないと，「行政はなにもしてくれない」という苦情が相次ぐことになる．このような関係は，養成主体が社会福祉協議会等の福祉機関，公民館等の生涯学習機関，大学等の高等教育機関などであっても変わらずみられる．

　こうした状況を招かないためには，募集の段階で，プログラム終了後の活動の仕方を明記しておく必要がある．プログラム終了後の活動のあり方に行き違いが生じたときの説明責任にもなる．しかし，残念ながら明記したことをよく理解せずに応募する参加者も多い．したがって，養成プログラムの当初から，プログラム終了後の活動のあり方，養成主体との関係を明示し，その前提でプログラムが組み立てられているという説明を繰り返し行って，参加者の認識の修正を図ることが大切である．

　社会参加の意欲の高い高齢者に地域住民ボランティアとして活躍してもらう場合には，いっそうの配慮が必要になることが多い．それは，豊かな経験がかえって柔軟な対応をむずかしくするという理由からである．若年世代は経験が乏しい分，助言等に基づき行動を修正する謙虚さがある．対して，高齢世代は過去の経験に基づいた判断を優先する傾向がある．能力がある高齢者であっても自分の経験則にとらわれすぎると，サービス利用者からは敬遠されやすい．経験が未熟でもサービス利用者の話をよく聞ける若年者がサービス提供者として好まれることがあるのは，そのよい例である．同様に，ボランティアは過去の経験や優れた能力に重きがおかれがちだが，他者の意向に沿うことのできる柔軟性をより評価する必要がある．

　さらに，まちがった言動・対応の誤りがあることはボランティアも例外ではない．その際，当事者間だけで解決することに限界もある．しかし，ボランティアは自発性を損なうような介入には当然，不満を表明する．こうした状況があるため，「互助」の促進に取り組んでいるNPO関係者からは，費用負担が制度的に裏づけられていない地域住民ボランティアを活用するよりも，お金を払って専門職を活用したほうが安上がりだという声も出ている．ボランティアとの良好な関係づくりやボランティア活動を促進することに伴う責任という，目に見えない手間・労力は見過ごされがちである．しかし，そこにこそボランティアの需給調整やマッチング以上に高度な能力が要求されるのであり，よりいっそうの適正な対価を認めていく必要がある．

２）地域住民の組織化

　「高齢者の抱える福祉課題・生活課題は，『介護（予防）』だけではなく，社会的なつながりの希薄化や「孤立」が原因となっていることが多い」[8]．そこで，ボランティアの養成と並んで各地で熱心に取り組まれているのが，地域づくりである．地域住民が高齢者の単身・夫婦のみ世帯を見守りあう仕組みづくりや，地域住民が行方不明の認知症高齢者を専門職とともに発見する仕組みづくり，地区単位に地域住民が集うことのできる居場所づくりなどはその例である．地域づくりは，地域住民による自発的・自然発生的な組織的な活動ではなく，行政・保健・福祉・生涯学習等の各機関が，目的をもって地域住民の「助け合い」の活動を組織化するところに特徴がある．

　たしかに「助け合い」の活動には，「活動を通して孤立している人びととつながり，その人と地域社会とのつながりを回復するという，住民・市民自身の活動であるからこそ可能な，また固有の働き」[8]がある．しかし，住民の組織化に関わっていると，多くの場合は「助け合い」の活動そのものが地縁の関係を基盤に成り立っていることに気づかされる．地域づくりが成功している多くの地域は，自治会・町会・PTA等の地縁組織のメンバーたちが活動の核になり，またその人脈で活動が広がる傾向がみられる [1]．たとえば，都市部において地域住民の集うサロン活動が成功している地区は，自治会・町会等の地縁組織の活動が活発であったり，対して，高齢者の単身・夫婦のみ世帯を見守りあう活動が低調な地区は，所得階層の高い居住者が多い住宅団地で，地縁の関係が希薄なところであったりする．行方不明の認知症高齢者を地域ぐるみで発見する仕組みについても，都市部において，地域住民に発見されるよりも警察に保護さ

れる傾向がみられ，しだいに取り組みが低調になっていく理由のひとつとして，他者への関心が低いことが挙げられる．

　「助け合い」から地域の絆づくりへという発想の根底には，「無私の心で世話をする関係という憧憬的な考え」[9]がないだろうか．しかし，人間の利他性とは利己的な振る舞いの結果，獲得された行動[10]であり，「奉仕は利己的なおこないである」[11]という知見に立つと，自己目的のためにつながりあった関係を広げ，そこを基盤に「助け合い」の関係も広げていくほうが理にかなっている．たとえば，行政等が認知症予防の方法を学ぶプログラム[12]を実施し，認知症予防のために自主活動グループの組織化を働きかけられた参加者は，プログラム終了後も自主的・定期的にグループ活動を続けている．行政等が仕掛けた活動は，行政等の支援が継続しないと自然消滅することが多いが，メンバーが共通の関心の下に集まっている活動は継続しやすい．メンバー同士が会うことを楽しみにしているので，メンバーが病気・けがなどで会えないと，自然に「助け合い」の関係に発展する[(2)]．なかには，認知症予防の実践の輪を広げるために，自分たちの仲間を増やす自己増殖型のグループもでてくる．

　地縁の関係のないところに「助け合い」の活動を広げていくのであれば，まず，自分たちのためにつながりあう関係をつくっていくほうが，着実に「助け合い」の関係を増やし地域の絆をつくっていけると考える．

2．地域を変えていく方法

　住民と協働して地域を動かしていく際，住民の啓発・制度の改善・行政計画への反映に対する取り組み方法を知っておくと役立つ．そこで，各取り組みの視点を現状とともに紹介する．

1）住民の啓発；行動する住民を増やす方法

（1）現状

　住民の啓発は，1回から数回の講座・講演会を座学・ワークショップ形式で開催する方法が一般的であろう．国主導の住民啓発の例としては，認知症サポーター養成講座が挙げられる．この事業の目的は，「地域や職域において認知症の人と家族を支える認知症サポーターを養成すること」である[13]．講座修了者にはオレンジリングが配布され，おおよそ15歳以上人口の20人に1人がすでにオレンジリングの保持者である[(3)]．東京都内のある民間医療法人によれば，行政から講座の実施を要請されても，もはや集客のあてがないほど講座をしつくした地域を管轄しているが，いまだに認知症の家族の存在が地域に知られることに抵抗がある土地柄だという．講座修了者は認知症に対する受容度が高くなり，地域で見守る意識の重要性が講座修了者に浸透しているという研究もみられる[14]．しかし，その意思表示となるオレンジリングを身につけている姿を，街中でみることはまれである．認知症サポーターは，知識が必ずしも行動に結びつかない[15]一例であろう．

（2）取り組みの視点

　住民の行動の啓発を目標にするためには，学習に対する考え方を変える必要がある．知識を提供する学習ではなく，知識を利用する学習への転換である[16]．具体的には，講座等の内容を実践的な構成にする必要がある．講座等を企画する際，知識を提供するだけでなく，①実践してみる機会をつくる，②すでに活動しているようすを見学する，③講座後の活動の企画を立てる，④講座後の活動の場を確保する[17]ことが挙げられる．講座後の実践可能性を高めるためには，グループづくりも効果的である[18]．なぜなら，一般的に，グループで活動したほうが楽しく，楽しい活動は続きやすいからである．

2）行政を動かす制度改善；陳情型から提案型への転換

　（1）現状

　住民が行政職員に意見・要望を申し出て，行政職員に対応を期待することは，本来の行政と議会と住民の関係とはいえないであろう．住民は，選挙権者として自治体の長および地方議会の議員に陳情することが本来のあり方である[4]．ただ，実態として，住民が行政職員に対して意見・要望を申し出ることが一般的になっている．また，議員が陳情を受けると，議員の一存で行政職員に直接，改善を働きかけるという実情もある．行政職員は，議員から働きかけがあると何らかの対応を図る必要があり，現状との整合性や公平性・公正性などから対応に苦慮することも多い．そこで，本稿では実態に即して，行政職員への働きかけ方を扱う．

　（2）取り組みの視点

　行政職員は，行政サービスの公平性・公正性に対してつねに説明責任を負っている．そこで，行政職員に対し制度改善を働きかける際は，具体的な提案とその提案を裏づける分かりやすい根拠を一体で提供することが効果的である．たとえば，東京都内のある社会福祉法人は，パワーリハビリテーション事業の制度化を行政職員に働きかけた際，パワーリハビリテーション機器の利用者の身体機能・精神機能を測定し，その効果を測定数値として情報提供し続けたという．数値は，文言と違ってだれもが共有しやすく分かりやすい指標である．また，具体的な提案は行政職員にとって説明しやすく，対外的な説明責任も果たしやすい．結果として，庁内調整および庁内の合意形成が図りやすくなる．多くの行政職員は，よい施策・事業を市民に提供したいと思っている．行政職員の立場に立ったよい提案は，行政職員の業務を支援することにもなる．

3）行政計画への反映；計画論に基づく参画

　（1）現状

　老人福祉計画（老人福祉法）・地域福祉計画（社会福祉法）等の行政計画は，おおむね同じ構成になっている（図2-11-1）．まず目標があり，その実現の方向性として基本理念がある．構想は，基本理念を体系的に展開した計画の柱である．各構想の下にその具体化の方向性として施策が位置づけられ，各施策の実現方策として事業が企画される．このような計画論に基づい

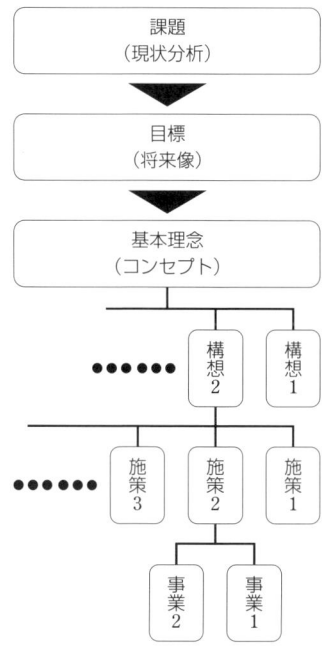

図 2-11-1　行政計画の基本型

た行政計画は，目標・理念のところに地域性や自治体の長・市民の考え方が反映されるので，自治体によって千差万別になることが期待される．

　ところが，実際にはどの自治体の行政計画も目を見張るほどの違いはない．自治体の独自性は地方単独事業（費）に表れるが[19]，実態としては補助事業（費）にかなり依存している[5]．補助事業は，国が自治体のためにつくった整備・サービスのメニューなので利用しやすく，財源も補助される．自治体は，ある意味，国の補助事業を優先的に選択している限り，一定の質の整備・サービスを効率よく図れる．しかし，補助事業への依存度が高ければ，計画論に基づいた独自性のある行政計画は生まれにくくなる．

（2）取り組みの視点

　現状の行政計画は，既存の事業や新規導入したい事業，改廃したい事業との整合性に関心がはらわれるため，事業本位に計画がつくられる傾向がある．そのため，行政計画は事業を体系的に分類する手段として，また，事業を執行する根拠として策定されがちである．行政計画の策定過程は，自治体の掲げた目標に基づいて事業の要否を仕分ける過程ともいえ，現行の行政計画の策定の仕方にも一定の合理性があることはまちがいない．しかし，限られた財源を活用して，地域の個性に即した在宅ケアを推進・拡充していくのであれば，計画論に基づいた行政計画の策定を目指し，専門職が自ら保健・医療・福祉サービスの大胆な選択と集中を図る参画を目指すことが求められよう．大胆な選択と集中の実行にはある特定の住民の痛みが伴わざるを得ない．既存の行政施策を大きく変えていくためには，議会の合意形成機能に着目し，専門職が議員に働きかけ，選挙で選ばれた住民代表同士による合意を通じて，不利益を被る住民の

理解を得ていく必要があると考える.

【注】

(1) 国は 1960 年代以降，都市部を中心に，町会・自治会主導の地縁社会から，開放的で自立的な個人の集合である地域コミュニティへの転換を図る[20]コミュニティ政策を推進してきた．行政がコミュニティ・センター等の集会施設を新設し，コミュニティ協議会等がそこを拠点にして「自治的コミュニティ」[21]を形成するという政策意図にもかかわらず，コミュニティ協議会等の多くは，町会・自治会が構成団体として重要な役割を果たしてきた[22].

(2) 都市社会における第一次的な人間関係の回復を目的とした地域集団を「親交的コミュニティ」[21]とよぶ．親交的な集団関係とは，顔をあわせる関係によって生じる親しさと相互協力の関係である.

(3) 認知症サポーター数は，2014 年 9 月現在，約 540 万人である．国が目標年・人数を掲げ推進してきた事業で，講座修了者数を増やすことが目的化していた側面が強い．認知症サポーター養成講座を開催してきた市区町村は，受講者名簿を必ずしも残してきたわけではなく，市区町村の側にも受講者を地域資源として戦略的に活用する発想に欠けていたところが多い.

(4) 行政職員は，自治体の長の指示に基づいて事業を執行する行政機構の一機関である．市民の個別の意見・要望に対し，行政職員が個人の判断に基づいて対応することがあれば，それは行政職員の裁量を認めることになり，公平・公正な行政サービスの執行を損なうことになる.

(5) 2013 年度現在，地方公共団体が負担する地方単独事業費は約 5.5 兆円である．一方，地方公共団体が実施する補助事業の総額は約 7.8 兆円で，うち国等が補助する国庫支出金・分担金等の総額は約 3.7 兆円である[23]．補助事業の総額は地方単独事業費（地方公共団体負担額）を約 2.3 兆円上回り，また，補助事業に対し，国等の補助率は 5 割近くを占める．地方行政は，補助事業にかなり依存していることが分かる.

【第 2 章XI. 文献】

1) 介護サービスの基盤強化のための介護保険法等の一部を改正する法律，平成 23 年法律第 72 号（2011.6.22 公布）.

2) 社会保障国民会議第二分科会（サービス保障（医療・介護・福祉））：中間とりまとめ（2008.6.9）.

3) 地域包括ケア研究会：持続可能な介護保険制度及び地域包括ケアシステムのあり方に関する調査研究事業報告書（2013）.

4) 厚生労働省介護保険計画課：第 5 期介護保険事業（支援）計画の策定に係る全国会議資料 8；第 5 期計画への介護予防・日常生活支援総合事業の実施の位置づけの検討について（2011.7.11）.

5) 厚生労働省老健局：全国介護保険担当課長会議資料 2；別添資料 1-2 介護予防・日常生活支援総合事業のガイドライン（案）（2014）.

6) 松繁卓哉：地域包括ケアシステムにおける自助・互助の課題．保健医療科学，**61**(2)：113-118（2012）.

7) Taga T, Yatomi N：How do Japanese volunteers prefer to collaborate with the government? Proceedings of 21st Asia-Pacific Social Work Conference, 299-308（2011）.

8) 厚生労働省老健局：全国介護保険担当課長会議資料 2；別添資料 4『新地域支援構想』の概要（2014）.

9) Johnson N：The welfare state in transition：the theory and practice of welfare pluralism. 69-130, Harvester Wheatsheaf, Brighton, 1987（青木郁夫，山本 隆訳，福祉国家のゆくえ；福祉多元主義の諸問題，法律文化社，京都，1993）.

10) Axelrod R, Hamilton WD：The evolution of cooperation. *Science*, **211**：1390-1396（1981）.

11) Abrams P：Community care：Some research problems and priorities. *Policy and Politics*, **6**：132（1977）.

12) 矢冨直美：認知症予防の戦略的アプローチ．老年社会科学，**28**（3）：381-386（2006）.

13) 厚生労働省老健局計画課長（老計第 0602001 号）：認知症サポーター等養成事業実施要綱（2009）.

14) 金 高閣：認知症サポーター養成講座受講者における認知症受容度の追跡調査．日本認知症ケア学会誌，**10**（1）：88-96（2011）.

15) Bransford JD, Brown AL, Cocking RR（eds.）：How people learn：brain, mind, experience, and school.

expanded ed., 9, National Academy Press, Washington, D. C.(2004).

16）Krathwohl DR：A revision of bloom's taxonomy：An overview. *Theory Into Practice*, **41**（4）：212-218（2002）.

17）多賀　努，矢冨直美：認知症予防講座・研修後の自主活動選択要因に関する研究；認知症予防の地域づくりの方法の開発．日本認知症ケア学会誌，**9**（1）：56-65（2010）.

18）多賀　努，矢冨直美：住民の自主的な地域活動を促す講座運営の研究；認知症予防の地域づくりの方法の開発その2．日本認知症ケア学会誌，**11**（2）：496-505（2012）.

19）加藤美穂子：地方単独事業に関する規定要因の検証；地方政治要因を含めた計量分析．会計検査研究，**41**：135-151（2010）.

20）江上　渉：第12章コミュニティとその可能性．（高橋勇悦監）21世紀の都市社会学，143-156，学文社，東京（2002）.

21）園部雅久：Ⅶコミュニティの現実性と可能性．（鈴木　広，倉沢　進編）都市社会学，315-342，アカデミア出版会，京都（1984）.

22）横道清孝：アップ・ツー・デートな自治関係の動きに関する資料 No. 5；日本における最近のコミュニティ政策．（財）自治体国際化協会・政策研究大学院大学比較地方自治研究センター，東京（2009）.

23）総務省：平成27年版「地方財政の状況」．資88・資90，日経印刷，東京（2015）.

（多賀　努）

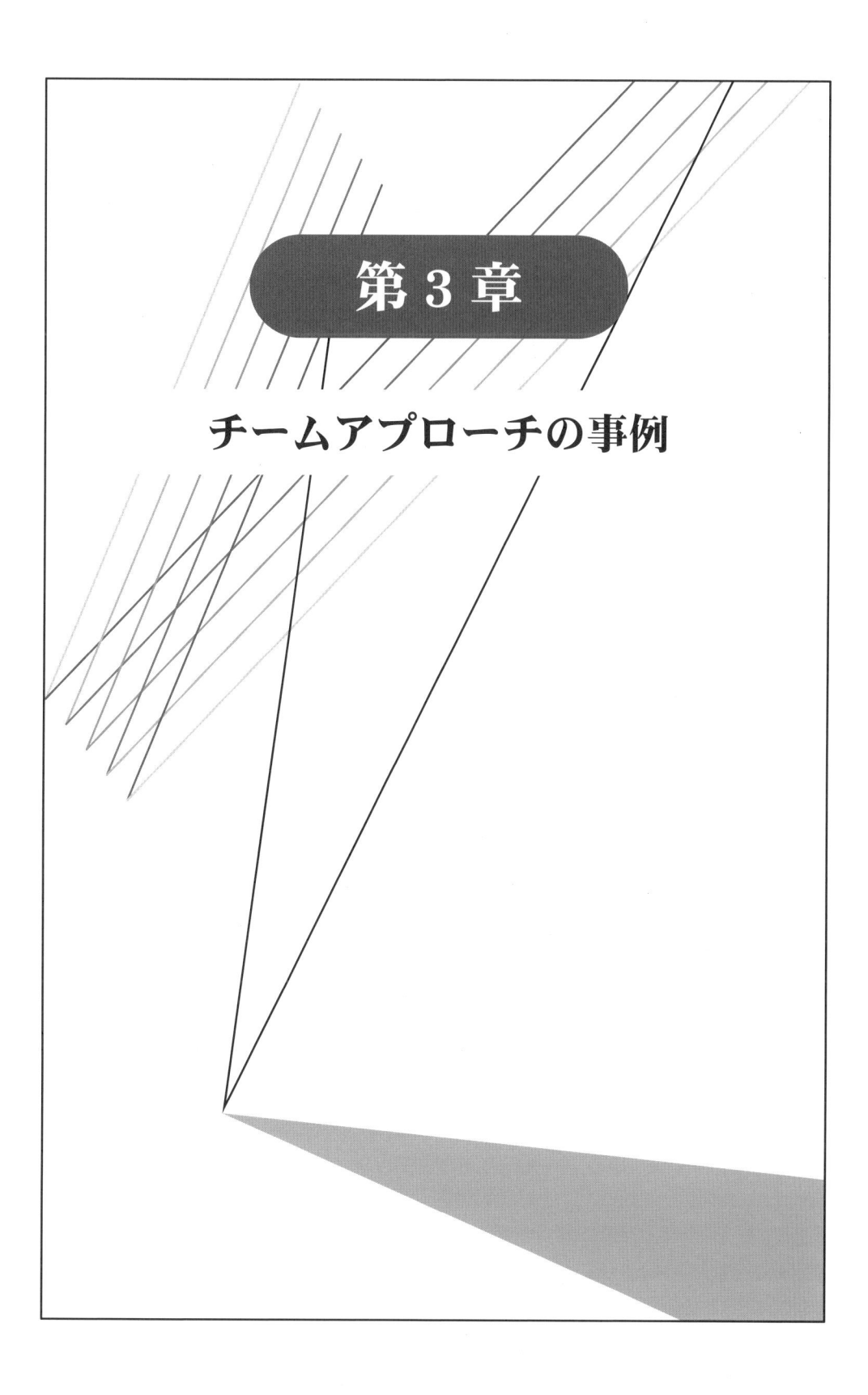

第3章

チームアプローチの事例

I.　自己決定能力に問題のある人々への チームアプローチ

1. 社会福祉援助職にとっての「自己決定」

社会福祉援助職にとって,「自己決定」は,「人権尊重」の観点から最も大切にすべき倫理の ひとつである.

ソーシャルワークの基本的な態度について述べた「バイスティックの 7 原則」では, そのひ とつとして「クライエントの自己決定を促して尊重する」を挙げ, 自己決定を尊重するという 立場から, ソーシャルワーカーのとるべき態度やとるべきでない態度にふれると同時に, 自己 決定の制限についてもふれている[1].

財団法人日本社会福祉士会の倫理綱領の倫理基準においても「(利用者の自己決定の尊重) 社 会福祉士は, 利用者の自己決定を尊重し, 利用者がその権利を十分に理解し, 活用していける ように援助する」とある. さらに, 倫理綱領に基づいて示された「社会福祉士の行動規範」で も,「利用者に対する倫理責任」のなかで「利用者の自己決定の尊重」として,「利用者が自分 の目標を定めることを支援しなければならない」ことや,「選択の幅を広げるために, 十分な情 報を提供しなければならない」こと, さらに「利用者の自己決定が重大な危険を伴う場合, あ らかじめその行動を制限することがあることを伝え, そのような制限をした場合には, その理 由を説明しなければならない」ことなどが, 社会福祉士が社会福祉実践において従うべき行動 として示されている[2].

しかし, 社会福祉援助職にとって, 自己決定能力に問題のある人々へのアプローチは, 大き な課題であり, 実際の援助の場面で, 自己決定を尊重することはそう簡単ではない.

2. チームアプローチの必要性

では, そもそも現在のわが国で, 自己決定を支援するとはどうすることなのだろうか.

個の確立が尊ばれる欧米と違って, いまのわが国の高齢者は, はっきりと自己主張しない人 が多い. 家族が望むように, まわりが望むようにするのが習性になっていたり, 本音を表現す るまで時間がかかる人も多い. また, 実際に福祉の現場においては, その人の人間関係や, 経 済力や, 認知能力などに左右されて, 選択の幅は大きく変わってくる. 自己決定といいながら, 他の選択肢はないという場合も多い. それでも自分らしい人生を歩んでいただくためには, む ずかしくても, 時間がかかっても, それしかなくても, やはり自分で決めるということが大切 であり, 社会福祉援助職はそれができるように支援すべきであろう. そして, 自己決定が困難

な場合こそ，特にチームでの対応が重要となる．

　また，具体的なチームでの関わり方として，特に理解力や自己決定能力に問題がある人の場合は，チームのなかで主に本人と関わる窓口の役割をする人がはっきりしていることが必要である．そのうえで，互いの役割を明確にし，分担をきちんとすることが求められる．

　さらに，チームで関わるためには，互いの利害ではなく，「どうしたらその人にとっていちばんよい援助ができるか」という目的で関わっていくことが重要なのである．

3．自己決定能力に問題のある人を支援した事例

　実際にチームによる支援はどのように行われているのであろうか．筆者自身の経験から，高齢者の事例にかたよることをご了解いただいたうえで，いくつかの事例を取り上げたい．

1）認知症が進行し，本人はほとんど判断のできないＡさんの事例

　Ａさん：80歳，女性．ひとり暮らし，婚姻歴はなく近くに身寄りがない．

　認知症が進行した人の場合，本人が本当に望むことを表現するのはむずかしい．そのため，関わりのある人々の合意の下に動くことが必要になる．家族は，元気なときにどう考えどう生活していたかを知っているであろうし，友人には家族には話していない情報があるかもしれない．あるいは専門職にはまた違う本音がみえていたかもしれない．そのようなことをすべて含んで，いまのその人にとっていちばんよいと思われる援助をするためにチームとしての関わりが必要なのである．

　Ａさんの場合は，近くに身寄りはなかったが，以前からＡさんを知る社会福祉士の成年後見人がついており，本人の判断を支援したり，契約行為に立ち会ったり，郵便物の定期的な確認をしていた．もちろん日々の生活はケアマネジャーが窓口となり，介護保険サービスを中心にケアチームで支える必要があった．ほぼ毎日デイサービスに通い，朝夕ヘルパーがはいり，それでも夜間などひとりの時間が心配であるためひとり暮らしは限界の状態で，入所施設の順番待ちをしながらなんとか在宅生活を継続していた．介護保険以外にも住民参加型在宅福祉サービスやボランティア，さらには本人が長く関わってきた宗教関係の友人など，多くの人々の関わりがあったが，以前から本人をよく知っていて，定期的に訪問し，なにかあれば相談を受けて判断をする後見人の存在は非常に心強く，チームの求心力となった．最終的には施設に入所したが，関係者のさまざまな意見も取り入れながら，本人の確認もとり，いやいや施設入所するわけではなく，入所後の落ち着いた生活が見通せるという判断を後見人がすることで，チーム全体で納得して，そこまでがんばろうという形ができあがっていた．

　このように，本人の自己決定に不安があっても，チームとして本人にいちばんよいと思われることを判断し，みんなの納得する支援を行うことは重要であり，そのなかでも最終的なGOサインをだす存在というのは，チームの支えとなるものである．

２）本人に代わって行われる家族の決定に問題がある場合

　家族がいれば問題はないかというと，そうともいえない．家族の存在がむしろ適切な支援を妨げる場合があるというのは，現場で働く援助職であれば，みな経験したことがあるはずである．わが国の場合，判断力が衰えたときに，わざわざ後見人をたてることなく家族が代わりに決定するというほうがむしろ一般的である．

　本人のことを分かって，本人の利益を守れるのは家族だというのが前提だが，実際に支援している場面で，明らかに本人の思いや利益が無視されていると感じることも多々ある．それは，意図的な場合に限らず，むしろよかれと思っていたり，価値観にずれがあったり，さまざまな制約でやむを得ずということもあるのだが，家族から虐待を受けている場合でさえ，本人が子どもかわいさにそれを容認していたり，理解していない，あるいは虐待という認識をもっていない場合もある．

　ただ，そのような家族と関わる場合，専門職のチームとして，システムとしての家族を見据えて，バランスをとりながら関わっていく共通の視点が必要となる．家族を責めることが本人の支援につながることは少なく，むしろ家族を支援していくことが本人の支援にとって近道になることも多い．

３）本人にある程度判断能力はあるが，必要なサービスを拒否するＢさんの事例

　Ｂさん：85歳，男性．妻に暴力を振るうため妻が逃げ出し，ひとり暮らしとなった．

　専門職の立場からみると明らかに必要と思われるサービスの利用を拒否する人も少なくない．本人がいやだといえば，無理強いすることはできないため，本人が理解し，望ましいと思われる選択ができるよう時間をかけて関わる必要があるが，この場合，やはりチームで同じ方針をもって関わっていくことが有効である．

　Ｂさんの妻は，家事がまったくできない夫のようすを心配はしながらも夫の暴力に身の危険を感じ，介護保険の申請をして出て行った．調査員が訪問してみると，本人は介護保険の利用はもちろん，認定調査も拒否した．調査についてはなんとか本人と話すなかで形にできそうであったが，いちばんの課題は本人が「医者にかかる」ことを強く拒否しており，主治医の意見書がそろわないことであった．かといって自分ひとりでは家事ができず，民生委員を中心にやむにやまれず支援をしていた近所の人がやりきれなくなり，支援センターに相談があった．当時，直接関わっていた在宅介護支援センター，地域包括支援センター，さらに市役所高齢福祉課と，段階を追って介護保険につなげるために本人を説得するアプローチを重ねたが，本人の拒否に変わりはなく，徐々に家の中も散らかっていき，親切で関わる近所の人や面倒見のよい民生委員だけがたいへんになっていく状況であった．

　市役所高齢福祉課や地域包括支援センターが，本人が拒否するなら仕方がないと判断し，しばらくようすをみようとするなか，現場に近い在宅介護支援センターの職員は専門職ではない人にこれほど負担を強いることは続かないと判断し，繰り返し本人を訪ねるなかで，「いままで，あなたが医者でいやな思いをしてきて，もう医者に行くのはごめんだという気持ちは分

かった．だからこれ以上医者に行けとはいわない．ただ，われわれがそこまであなたがいやがることをあえて勧めてきたのは，とにかく医者に往診でもいいからみてもらって意見書を書いてもらい介護保険を申請することで，必要なヘルパーをたいへん安い利用料で頼むことができるからなのだ．そのために1回だけでよいから我慢して医者にみてもらう気はないか」ということを真摯に訴えたところ，「往診してくれる医者はいるのか」という答えが返ってきた．

あとから分かったことは，本人は貯金もほとんど底をついており，「医者にかかる」ことや介護保険を利用することでお金がかかることを心配し，さらに自分で病院まで行ける身体能力がないことも心配していたのであった．このとき，実際には最終的に関わった在宅介護支援センターの職員の言葉が本人を動かしたが，そこまで多くの人が本人を説得しようと真摯に試みたことが少しずつ本人の気持を動かしていたこと，また支援する側も，チームで同じ方向で関わるなかで，互いに支えられてあきらめずに繰り返しチャレンジしようという気持ちになれたのも確かなことである．

サービス利用を拒否する人の場合，専門職としていくら必要と判断しても，やはりひとりでは仕方がないとあきらめてしまい，納得してもらうようアプローチを継続することはむずかしかったのではないかと感じることがある．高齢者の多くは，行動し始めることには抵抗がある．その際，チームで関わることで，医学的な観点からサービス利用を進める役割，生活の活性化からサービスの利用を進める役割，本人の言い分をじっくり聞いて待つ役割，ある程度強引でも，本人を連れて見学に連れ出す役割など，役割分担して関わることができるのである．

4）チームのなかで自己決定の捉え方が異なってしまったCさんの事例

Cさん：78歳，女性，ひとり暮らし，認知症．夫は病死し，娘は障害があり施設で生活．

自己決定を尊重する，チームで関わるということについて，基本的にはみなが賛成していても，自己決定の捉え方がチームで食い違う場合もある．

Cさんの場合，団地の隣人が「リュックや現金や通帳，印鑑等がなくなったといって，朝早くに来られ困っている」と市役所に訴え，在宅介護支援センターを紹介された．家事はひととおりできているが，金銭や書類の管理ができていないことが分かり，浄水器や布団の訪問販売で被害にあったことをきっかけに本人も納得したため，地域福祉権利擁護事業の契約をして，通帳の管理を受けることになる．その後ごみ出しや草取りなど団地の決まりごとや，自治会費の集金などでトラブルが増え，近隣からは，施設に入れてほしいとの相談があり，本人はこんな泥棒ばかりの団地から引っ越したいと訴えるようになった．

この時点で，市役所高齢福祉課，在宅介護支援センター，地域福祉権利擁護事業でカンファレンスを行い，いまから引っ越しをして新しい環境にはいることは，認知症が進行しつつある本人にとってリスクが大きいと判断し，現在の住居で介護保険サービスなどを導入しながら生活しつつ，施設入所の道を探ることになった．いったんは方針が定まったかにみえたが，チームのなかで，引っ越しはリスクが高いので積極的に支援するべきではないという意見と，そうはいっても本人が引っ越しを望んでいるのだから自己決定という観点から本人の意思を尊重し

て支援すべきという意見に分かれた.

　最終的にはチームとしては積極的には支援しない方針にしたが，結局は本人が自分で公団の申し込みをし，それに引きずられるように支援することで，引っ越しが実現した.

　引っ越し後，環境が変わることが徘徊につながるという事態は起きなかったが，当然ながら転居先の近隣からは問題視され，なぜこのような認知症のひとり暮らしの人がここへの引っ越しが可能だったのかという問い合わせもあった.さらにごみ捨てのルールが守れないことや，朝早くに物がなくなったと騒ぐことから近隣との確執が深まった.そこで，まずは介護保険を導入し，ヘルパーにごみ捨てや投薬の支援を頼み，さらに近隣とのトラブルへの対応として，近隣の人に呼び掛けて話し合いの機会をもつことにした.近所の人からは，認知症でひとり暮らしのため，とにかく不安であり，ごみ出しがうまくできず，悪臭が近隣にも被害を与えている，火の始末が心配等の意見があったが，現在は火の不始末の心配はない状況を説明し，なにかあればすぐに在宅介護支援センターに連絡してもらうようお願いしたところ，支援センターのフォローがあるならということで，ある程度見守りをしながら関わってくれるようになった.

　このケースのように，引っ越しというような大きな決定事項に関わる場合，本人の意思を尊重するのは当然であるが，実際には，認知症の本人の判断をどこまで尊重して支援するのかということで支援する側の意見の相違がみられることもある.その場合でも，やはりチームで，本人にとって最もよいのはどうすることか慎重に考えながら決めていく必要があり，実際には意見の食い違いがあっても，歩み寄ってどこかで折り合いをつけて，チームとしての関わりをしていく必要がある.これが絶対ということはなかなかなく，むしろ最善を常に検討しながら関わっていくなかで，これが本当に最もよい選択だったのか振り返りながら進むことを迫られるのも，人間に関わる職種であるソーシャルワーカーの宿命といえよう.

【第3章I．文献】

1) Biestek FP：The casework relationships. Loyola University Press, Chicago, 1957（尾崎　新，福田俊子，原田和幸訳，ケースワークの原則，新訳改訂版；援助関係を形成する技法，誠信書房，東京，2006）.
2) 柳澤孝主，坂野憲司編：ソーシャルワーク　相談援助の基盤と専門職．社会福祉士シリーズ6，弘文堂，東京（2009）.

（多賀聡子）

II. 虐待を受けている人々へのチームアプローチ

1. はじめに

　若くして認知症になったAさん，Aさんを熱心に介護する夫．Aさんの認知症が進行するに伴い，介護の手間も増え生活が思うようにいかなくなる夫．さまざまな葛藤のなか，夫が手を出してしまう．ケアマネジャー（以下，ケアマネ）が市に相談し，そこから虐待対応ケア会議が開かれる．Aさんと夫，市や関連機関，ケアマネの動きなどを振り返り，現場に求められる虐待ケースへのチームアプローチとはなにかを探る．

　なお，事例の内容は，プライバシー保護の観点から全体の趣旨に差し支えないよう，変更している．

2. 事例概要

利用者：Aさん，59歳．身長156cm，体重48kg．専業主婦であり，お酒とタバコが好き．

疾　患：10年前にうつ病，2009年に初老期認知症と診断され，月1回M病院へ夫といっしょに通院している．

介護度：要介護2，日常生活自立度；J2，認知症自立度；IIa.

ADL等：歩行；自立，排泄；一部介助，食事；自立（調理は夫），入浴；要介助，着替え；要介助，整容；要介助，認知面；見当識・短期記憶障害あり．

家族構成：夫との2人暮らし．夫は64歳であり，市内の小さな工務店に勤務．通院時や介護で休むことがある（会社の理解あり）．子どもはいない．Aさんの妹が隣県に住む．

その他：土曜日の夜は，近所の居酒屋にAさん・夫で行くことが習慣となっている．

ケアマネが関わる前の経過：Aさんは，2009年10月から障害施策で総合福祉センターの作業療法訓練を週1回利用していた．主治医の勧めで介護保険を申請し，要介護2となる．センター介護保険対応の通所リハビリテーションへ移行に伴い，センターS作業療法士（occupational therapist：OT）より相談があり関わることとなる．

3. 経過と観察

1）これまでの経過（表3-2-1）
　Aさんはできることが徐々に減ってきているが，洗濯物をたたむことと2日に1回の団地ま

表 3-2-1　夫からケアマネジャー（ケアマネ）の事業所への相談

日付	利用者・介護者の動き，出来事など	ケアマネの動き・判断など
2010 3/12	夫よりケアマネの事業所に連絡あり，SOTから紹介され，ケアマネをお願いしたい，一度訪問してほしいという．	ケアマネ依頼を承諾．初回訪問は，夫が帰宅後の夜とする．
3/19	●ケアマネ初回訪問（C団地6階）．Aさん，夫と会う．夫より介護保険等の相談を受ける． ●Aさん：「介護保険……よく分からないけどよろしくね」「今後もセンターに行きたい」「調理は，火が危ないのでやってないの．夫がしてくれる」という．	●介護保険の説明を行う． ●Aさんは小柄でやさしい顔立ちの人．ケアマネの名前を何回も聞く．夫は体格がガッシリしている．家の中は整理整頓されていて夫の几帳面さがうかがえる． ＜結果＞介護保険にて，週1回の通所リハビリテーションをケアプランに組む．

わりの散歩は日課であった．Aさんは，この時期ひとりでいて不安になると夫の会社に電話し，話すと落ち着いていた．夫の介助量は増えてきているが，自宅に人を入れたくないというAさんと夫の思いがあり，通所リハビリテーション以外の他サービスの導入には至らなかった．

2）夫による虐待の疑い（表 3-2-2）

　このころ，Aさんはひとりで散歩に行けずヘルパーが介助していた．夫が会社へAさんを連れて行き，職場で見守ることや，Aさんの妹が介護のために来ていた．サービスを勧めるが，経済的に厳しく介護にお金をかけられないことが分かる．サービスの量は増えたが，介護の手間が増えるにしたがって夫の表情も険しくなっていく．

　2011年7月にはいり，Aさんにあざ等が認められる．関連機関は，夫が怪しいと思いながらも「熱心に介護している夫ではないか」と信じたくない気持ちもあった．7月末日Nヘルパーが，Aさんに向かって怒鳴り散らし手を挙げそうになる夫を見て，ケアマネに連絡があり，これを機に市に相談する運びとなる．

3）高齢者虐待対応ケア会議による虐待への積極的な介入（表 3-2-3）

　2011年8月にはいり，市に相談する．Aさんは65歳未満であったが，市役所福祉課が虐待防止法に則り動くこととなる．早速，関連機関を招集して高齢者虐待対応ケア会議が開かれた．1回目の会議では，Aさん・夫の状況確認を中心として，会議メンバーの紹介，メンバーの意思統一（方向性の確認），近い将来に備えて特別養護老人ホーム（以下，特養）への申請を勧めていくことなどが確認された．特に時間を費やしたのは，現場のメンバーがAさんの家庭での虐待のリスクを真に認識し，Aさんの人権を守るということであった．そして予備知識として，市職員から聞いた“あざなどは首に近くなるほど危険性が増す”ということなどの情報を共有した．

　また，夫にサービスを切られないよう，話をよく聴き，信頼関係を失わずに援助を継続するという方向性が確認された．経済的問題についても話し合われたが，生活保護を受けるまでの

表 3-2-2　夫による虐待疑惑（ヘルパー利用からデイサービス利用）

日付	利用者・介護者の動き，出来事など	ケアマネの動き・判断など
2011 1/27	●夫より連絡あり，忙しくなってきたので，入浴介助にヘルパーをいれてほしいという． ●Ａさん：「（ヘルパーに）何だか昔から知っている人みたい．よろしくね」と．	●Ａさんに合うＮヘルパーに頼む．慣れてもらうため，センター通所中ＳＯＴの協力により会話の場をつくってもらう． ＜結果＞訪問介護週２回と通所リハビリ週１回にて在宅生活をサポートする
4/11	Ｎヘルパーより入電．Ａさんのもの忘れが目立ち，夫の会社へ，寂しくて何回も電話しており，夫も大変そうだとのこと．	夫に連絡をいれ，デイサービスの見学を勧める．ケアマネも同行し，Ｈデイに見学予定（認知症介護に熱心なデイへ）．
4/26	認知症対応型Ｈデイに，本人，夫，ケアマネで行くが，Ａさんに合わない．	Ａさん終始そわそわし，こぢんまりした（家屋タイプ）Ｈデイは合わなかった．
5/20	ＳＯＴより，夫が時折Ａさんを会社に連れて行って介護していると連絡あり．	Ａさん宅に訪問し，夫と相談．Ｊデイを紹介し，いっしょに見学することとなる．
6/3	●本人と夫，ケアマネでＪデイ見学． Ａさん小指に包帯あり（転んだと夫）． ●本人：「ここは安心．来てもいい」という． ●夫：「Ｊデイを利用していきます．ただ，今後は金銭面で厳しいので，これ以上サービスは増やせません……」との話がでる．	●後日，担当者会議開催．センターＳＯＴから通所リハでのようすや取り組みを，ＮヘルパーからＡさんとの関わりの注意点等をＪデイ管理者・職員に引き継ぐ． ＜結果＞新たにデイを週１回利用．訪問介護週２回と通所系週２回となる
7/14	Ｎヘルパーより，Ａさんの背中に小さなあざが２か所あると連絡がはいる．	ぶつけた可能性もありようすをみる．各機関に連絡し，なにかあれば報告をもらうことにする．
7/28	Ｊデイより入電．右肘にひっかいたあとがあると．Ａさんは分からないと．	夫と連絡をとるが，夫も理由は分からないとの返答であった．

状態ではないことが市の調べで分かった．

　２回目の会議では，各機関の役割分担を明確にし，なにか起こった際にはチームで迅速に動ける態勢を整えた．９月13日に市職員のみで訪問しているが，これはのちのちの分離も考慮しての動きである．一般的に虐待者は，介入する機関（市）に対して怒りをぶつけてくることが多い．このような場合，各機関は（信頼関係ができている場合），虐待者のフォローに回ったほうが物事はスムーズに運ぶことを市職員が経験上知り得ていた．会議では，「憎まれ役は私たちの仕事です」という市職員の言葉に，関連機関メンバーとの信頼度も増し，チームのまとまりも強くなった．また，市のケアワーカー（care worker；CW）と保健師は，９月８日の時点でＡさん宅の虐待事実の確認（デジカメであざの写真を撮り記録として残す），本人の意思確認，夫の介護状態の確認，緊急度合いの予測など，近い将来に積極的な介入が必要になると判断して動いていた．

　９月13日身体的虐待が起き，結果，ＡさんはＷ特養に緊急ショートステイとなる．９月２日以降の迅速な動きは，関連機関がおのおのの役割を果たしていたからこそできたものである．

表3-2-3　夫による虐待への市の介入（緊急ショートステイ）

日付	利用者・介護者の動き，出来事など	ケアマネの動き・判断など
2011 8/5	市の対応：関連機関を召集を決める（8/10）.	Nヘルパーより，夫の罵声でAさんがおびえていたと→市に相談.
8/9	Jデイから連絡あり，Aさんの右手の甲に500円玉くらいのあざがあるとのこと.	夫に確認.「私がカッーとなり，叩いてしまった」と話がでる.→市へ報告.
8/10	市にて，虐待対応ケア会議の開催．参加者：市・CWと保健師，地域包括支援センター，S OT，Nヘルパー，Jデイサービス，ケアマネ <結果>①Aさん宅の状況確認，②夫に特別養護老人ホーム（特養）の申請を勧める，③ショートステイの利用	●会議で，Aさん宅の状況等を報告．いままでにできた傷やあざについて，市より確認あり→関連機関とともに報告. ●今後，夫へ特養を勧めていく. ●今後，ショートステイ先を探す.
8/25	将来に備え，夫，しぶしぶ特養申請を行う.	会議後，数日をかけ，夫に特養の説明と，申請の勧めを行った.
9/1	●I施設のショートステイ利用（2泊3日）. ●Aさんの眉間に小さなあざがある．夫：「いうことを聞かないので，押したらよろけて壁にぶつかってできた」という.	●I施設に同行する. ●夫に確認→あざの件を市へ報告．緊急で虐待対応ケア会議が開催されることになり，各機関に招集をかける.
9/2	市にて虐待対応ケア会議開催．参加者は前回同様，内容は状況・緊急性の確認，各機関の役割，今後の対応を検討. <結果>①役割分担を行う．②状況が悪化した場合の緊急対応（分離も視野にいれ）について手順を確認する.	役割分担は以下のとおり．□ケアマネ：各機関からの情報収集と市への報告．□地域包括支援センター：夫へのフォロー．□各サービス機関：あざがあった際などのケアマネへの報告．□市：状況判断，直接の対応・緊急時対応を行っていく.
9/8	●ヘルパーより連絡あり，左手と肩にあざができていると，Aさん：「この人が叩いた」と，涙ながらに訴える. ●夜に市のCW・保健師とケアマネで訪問．状況を確認し，希望の特養（K）の説明，ショートステイ等の定期的な利用を提案する．夫：「本人とも話して検討してみる……」という.	●市へ報告．市・CWと保健師が夫の帰宅後に訪問することとなる（希望特養の相談という名目にて）．ケアマネも同行する. ●訪問後CW・保健師より，「初めて会ったが，熱心に介護されている．ただ，アセスメントの結果，在宅は厳しい状況にある」「次になにかあれば分離する可能性も高い……」と→関連機関に報告する.
9/13	●Jデイより連絡あり，夫がAさんを送ってきた際，後頭部を叩いてしまった，後頭部は腫れている. ●夜，保健師が訪問．夫と話し合う．<結果>緊急ショートステイとなり，W施設を2週間利用することが決まる.	●Jデイからの連絡を市へ報告する. ●保健師より連絡のあった内容を関連機関に伝える.

特に8日，13日の市の動きは即決即断であり，このような冷静で素早い公的機関の対応がなければ，Aさんは重篤な状態に陥っていた可能性も高かったのではないか.

表 3-2-4　緊急ショートステイから特養入所

日付	利用者・介護者の動き，出来事など	ケアマネの動き・判断など
H23 9/14	W施設の緊急ショートステイ利用に市・CWとケアマネでAさんと夫に同行する．	W施設は，古く，狭く圧迫感がある．尿臭も漂っている．
9/15	本人：「早く帰りたい．何でここにいるの？」「夫はいつ来るの？」を繰り返す．	S OTとケアマネでW施設へ行く．本人慣れない場所，忙しく動き回る職員などが原因で不穏な状態→市・CWへ報告．
9/17	●夫よりケアマネに話があると． ●夫：「CWから初めて"虐待"という言葉を聞いた……こんな事になるとは……」という．	夜，夫の所へ訪問する．いままでの出来事を後悔される→傾聴する．施設のことや金銭面の心配が夫よりでる→市へ報告．
9/21	申込んでいたK特養に入所が決まる．夫も了解する． ＜結果＞9/26よりK特養に入所	●市・CWより連絡あり．K特養にはW施設から直接行き入所になると． ●関連機関に経過を報告する．

４）「緊急ショートステイ」を経て特養入所へ（表 3-2-4）

　ケアマネも含め関連機関は，「緊急ショートステイ」とは市が特養のベッドをいくつか確保してあり措置で利用できるものだと思っていた．しかし，実際は，市の職員が地域の全特養に連絡し，空いているベッドを探し当て，そこを利用するものであった．そのため，ショートステイ先は選択できず，料金も通常どおりに発生した．今回，W特養での利用料金は，毎月支払う介護サービス料金よりも高額となった．Aさんは緊急避難的に夫と離れ，安全面の確保はなされたが，W施設で不穏状態となり，日常生活動作（activities of daily living；ADL）や生活の質（quality of life；QOL）は低下してしまった．このようなことは，他の市町村でも起きている事態と考えられ，今後の課題に挙げられる．

　Aさんは，最終的にK特養に入所となった．K特養は明るく広く，職員の対応も優しく，Aさんは徐々に落ち着いていった．夫はAさんと離れたショックでやせ細ったが，地域包括支援センターのフォローもあり，時間がたつにしたがってAさんを訪ね，食事や散歩の介助を行うようになった．

４．まとめ

　2006年4月，「高齢者虐待の防止，高齢者の養護者に対する支援等に関する法律（高齢者虐待防止法）」が施行された．この法律では，第7条に「生命または身体に重大な危険が生じている虐待を発見した者は，市町村等へ報告をしなければならない」と，市町村への通報を義務づけている．そして，通報後，明らかになった虐待の問題に介入していくのは，第一義的に責任を有する市町村であるとされている．具体的には，市町村は，高齢者の虐待防止，虐待を受けた高齢者の保護および養護者に対する支援を行う．また，地域包括支援センターは，地域における虐待対応の中核機関として市町村と連携していく．

　現場に求められる虐待ケースへのチームアプローチとは，公的機関である行政や地域包括支援センターが中心となり，介護サービス関連機関をまとめ，迅速な対応が行えるチームを地域にいくつも作り出しておくことである．一方で，現場の関連機関に求められることは，チーム内での情報収集と報告を怠らず，被虐待高齢者の人権を守るという徹底された意識づけである．そのためには，行政による地域ケア会議等での虐待高齢者事例の検討や研修など，現場職員の知識・資質を向上させる取り組みがいっそう必要となっている．

5．今後の課題点

　最後に，高齢者虐待対応への介入をさらにスムーズにし，被虐待高齢者の人権を擁護していくには，以下の課題をクリアしていくことが必要と考える．
　①緊急時に利用できる適切な緊急ショートステイ先の確保や，措置による入所施設の確保
　②経済的弱者に対する緊急時の介護サービス利用時における料金の補助など

III.　住宅状況に問題のある人々へのチームアプローチ

1．はじめに

　Cさんとは2010年から関わり早くも4年がたとうとしている．前ケアマネジャーより，コミュニケーションのとり方がむずかしく，人ぎらいな方と紹介された．実際Cさんには，ケアマネジャー（以下，ケアマネ）や関連機関の申し出やアドバイスはほとんど聞き入れてもらえない．そんななかで，どうにかサービス関連機関の職員の協力を得ながら，住宅事情に関する取り組みを行ってきた．Cさんとケアマネとの関わりを中心に，昨今の高齢者の住まいの現状なども整理しながら，チームアプローチについて考察を進めていきたい．
　なお，事例の内容は，プライバシー保護の観点から全体の趣旨に差し支えないよう変更している．

2．事例概要

対象者：Cさん，女性，73歳．独居（親戚等はいない）．
疾　患：50歳代に腰部変形性脊椎症と診断され，腰痛と下肢にしびれ，痛みあり．高血圧．
身　長：154 cm，姿勢は前屈み．体重：89 kg.

介護度：要介護 1, 障害老人自立度；J2, 認知症；なし.

ADL 等：起居移動；布団からの起き上がりは物につかまる, 自宅内は歩行器代わりにシャワー
チェア使用), 外出は車いす（要介助）, 食事；自立, 着替え；自立, 入浴；一部介助,
排泄；自立, 整容；自立.

経済状況：年金は 2 か月分で約 7 万円, 貯蓄を切り崩して生活している.

性格等：個が確立されている, 自立心旺盛, 自身の意見を曲げない, 倹約家.

住　宅：鉄筋コンクリート造の集合住宅 1 階, トイレ・浴室あり, 家賃 73,000 円.

場所等：東京都内, 近所付き合いはない.

1）C さんのエピソードやサービス等について

（1）ケアマネは, いままでに 4 人交替している. 前ケアマネは C さんの体重を把握するた
め, 本人が教えてくれないことから, 主治医に聞きに行き, そのことが C さんの耳にはいり関
係が悪化し, 交替となる.

（2）主治医も 2 人替わっており, 薬は自己判断で飲んでいる.

（3）独居のため, ひとり暮らし調査等に民生委員, 地域包括支援センターの職員が訪問する
が, 個人情報のため教えられないと関わりをもたない.

（4）ケアマネの訪問は, 最初の 1 年間は玄関先でしか許されなかった. それ以降も寝室や浴
室など, 見せてくれない状況が続く.

（5）サービスは, 介護保険が始まって以来デイサービス（以下, デイ）を週 2 回利用してい
る. デイではいちばんの古顔. 訪問介護（以下, ヘルパー）は, 6 年前より利用. ヘルパーの
交替が激しく, 事業所も 4 か所変わっている. いまは車いすを押しての買い物援助に男性ヘル
パーが週 1 回は行っている.

3．C さんとの関わり

1）お風呂場の環境について

（1）状況

C さんがお風呂に入れていないことを知ったのは, 関わって 1 年半が過ぎたころであった.
そこから浴室を見せてもらうのに半年以上かかる. 浴室は, 入り口から 20 cm の段差があり,
浴槽は据え置き式で浴槽の縁は 65 cm. 洗い場に高さ 15 cm のすのこ（過去に福祉用具で購入）
が設置されていたが, 浴槽のまたぎには人の手が必要であり, ヘルパーの入浴介助を拒む C さ
んは月 1 回のシャワー浴のみを行っていた.

（2）対応

市の制度で, 総合福祉センターの理学療法士（physical therapist；PT）が訪問してアドバイ
スや指導を行う住宅改修相談があり, 連携をとる. C さんは他人の訪問をいやがるため, いか
に PT と訪問するかを模索した. まずは, デイの協力を得て, センターの PT がデイで住宅改

修や転倒の予防に関する出前講座を開催した．そこから C さん宅への訪問につなげ，PT の訪問が可能となる．

（3）結果

C さんがひとりで入浴するには，浴室の全面的な改修が必要となり，金額が高額になるため断念せざるを得なかった．また，浴槽手すりやバスボードを使っても介助が必要となるため，他人の入室を拒む C さんには受け入れてもらえなかった．最終的には，センター PT がデイでの入浴動作確認を行った際に，デイ職員（通所当時からの付き合い）の粘り強い勧めで，週 1 回のデイでの入浴が了承された．それがいちばん安価との理由も後押しした．

2）室内移動について

（1）状況

C さんは，腰と足が悪く室内移動には，座面の両側に持ち手（穴）がある背なしのシャワーチェア（過去に福祉用具で購入）を歩行器代わりに使用している．移動する度にシャワーチェアの足に体重がかかるため，負担が大きくガムテープで補強している．いつ折れてしまうか分からなく転倒の危険が高い．このことは，幾度となく話し合われたが（主治医や前述の PT も含め），C さんは納得せず，移動のしやすさ，軽さなどシャワーチェアが最もよく，自己責任の下で使うからいいと話を聞き入れない状況である．

（2）対応

その後しばらくして，C さんより福祉用具事業者と訪問してもよいという了解を得た（デイから戻った 10 分間だけという約束）．C さんに合いそうな福祉用具専門相談員をコーディネートし，いっしょに伺う（センター PT の訪問はいやがった）．福祉用具専門相談員は，小さく軽量な歩行器を 2 台用意し，その場で試してもらった．C さんは 1 台を選び 5 日間無料レンタルする運びとなった．

（3）結果

C さんより歩行器を返却したいと連絡がはいる．理由は，目線が高くなり移動しにくく，段差を越える際，押す力が必要で転びそうになるからだという．また，この歩行器では洗濯物の持ち運びが不便であり，シャワーチェアのほうが座面に洗濯物を置くことができ，持ち運びも楽であるためである．この件は，解決には至らず，相変わらずシャワーチェアを室内の移動手段として利用している．引き続き，関連機関と連携を図っていくこととしている．

3）高齢者住宅について

（1）状況

C さんは担当になった当初より，現住居の家賃が高く，貯金を切り崩しているので，安い所への住み替えを希望している．数年前から市営住宅や都営住宅等に毎回申込んでいる．C さん自身，新聞や雑誌，友人などからも情報を得ている．2 年前の訪問では，C さんから高齢者専用賃貸住宅とはなにかの質問にケアマネが答えられず，追い返されることがあった．現時点で

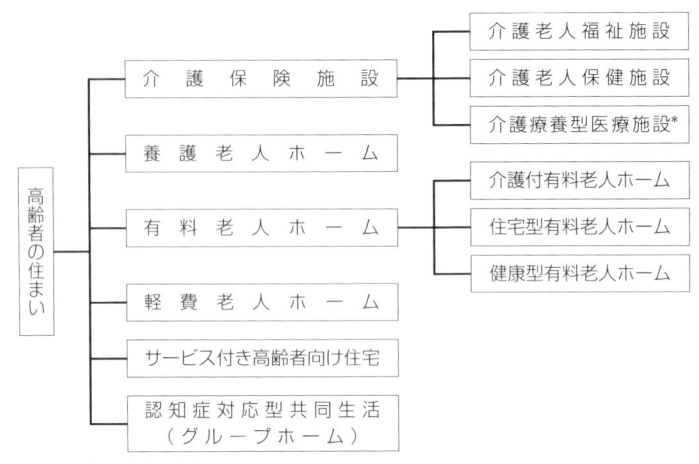

		介 護 老 人 福 祉 施 設
	介 護 保 険 施 設	介 護 老 人 保 健 施 設
		介護療養型医療施設*
	養 護 老 人 ホ ー ム	
		介護付有料老人ホーム
高齢者の住まい	有 料 老 人 ホ ー ム	住宅型有料老人ホーム
		健康型有料老人ホーム
	軽 費 老 人 ホ ー ム	
	サービス付き高齢者向け住宅	
	認 知 症 対 応 型 共 同 生 活（グ ル ー プ ホ ー ム）	

＊　2018年3月末で廃止

図 3-3-1　高齢者住宅の概要

Cさんの住まいの問題は，家賃が高いということと，大きな改修は経済面からむずかしく大家さんも改修には協力的でないことが挙げられる．

（2）対応

　ケアマネ自身，高齢者住宅について知識不足であったためいちから調べ直した．そして，図3-3-1に示すような高齢者住宅の概要を作成し，Cさんに数か月にわたり説明を行っていった．最初に介護保険施設の説明を行う．主に介護老人福祉施設（特別養護老人ホーム）と介護老人保健施設の入所対象者，施設の機能等について話をした（表3-3-1）．Cさんは知っていたようであるが，「改めて，将来のことに照らし話が聞けてよかった」と，プラスの言葉を聞くことができた．養護老人ホームは，経済的な理由の入所者が多いことで，嫌悪感を示した．

　翌月には，有料老人ホームの3タイプや，軽費老人ホーム等について説明を行った（表3-3-2）．しかし，ここは理解が進まず，参考資料等を持参し，数か月にわたって説明を行うこととなる．介護付き有料老人ホーム，軽費老人ホーム等は，都道府県から指定を受けることで，介護サービスを居宅介護の一環として提供することができ，特定施設入居者生活介護とよばれている．最大の特徴は，介護保険が適用される介護サービスを施設のスタッフが提供して，施設内でサービスを受けられるという点である．

　介護付き有料老人ホームなどでは，入居一時金と家賃・食費・光熱費等の月額利用料がかかる．介護サービスは介護保険が適用され1割の自己負担となる．家賃などの月額利用料のほか，要介護度に応じて支給限度額の1割を毎月ホームに支払う仕組みである．

　軽費老人ホーム（ケアハウス）は，上記のなかでは費用負担がいちばん少なく，家賃・食費・光熱費・事務費等を含め月額7〜18万円である（所得により異なる）．

　また，その翌月には，最近話題のサービス付き高齢者向け住宅の説明を行った（表3-3-3）．サービス付き高齢者向け住宅（サ高住）は，食事込みで月額10〜25万円となり，また現在乱立され玉石混交である（有料老人ホーム紹介センター相談員より）．Cさんにとって自由度が高く

表 3-3-1　介護保険施設および養護老人ホームの概要

施設種別		説　明	備　考
介護保険施設	介護老人福祉施設（特別養護老人ホーム）	身体上・精神上いちじるしい障害があるため常に介護を必要とし，自宅での生活が困難な場合に入所して入浴・排泄・食事などの介護，日常生活上の世話，機能訓練などを行う	金額的にはいちばん安価だが，2〜5 年待つ
	介護老人保健施設	病状が安定していて，在宅復帰を目指す者を対象としており，リハビリテーションを中心とする医療ケアと介護を必要とする場合に入所する	リハビリを中心とする在宅復帰施設
	介護療養型医療施設	比較的長期にわたって療養上の管理，看護，医学的管理の下における介護，日常生活上の世話，機能訓練，その他必要な医療を目的とする施設	平成 30 年 3 月末廃止
養護老人ホーム		環境上の理由や経済的理由により，自宅での生活が困難な場合に入所する施設	行政の措置による入所

表 3-3-2　有料老人ホームおよび経費老人ホームの概要

施設種別		説　明	備　考
有料老人ホーム	介護付有料老人ホーム	入所者に対して，入浴・排泄・食事の介護，食事の提供，洗濯・掃除等の家事サービス，健康管理等を提供することを目的とする施設．ホームの職員が介護保険サービスを提供する	入居一時金が必要な所が多い．月の費用はおよそ15〜30 万円程度．ホームによって異なる
	住宅型有料老人ホーム	ホームは介護サービスを提供せず，食事などの生活支援サービスだけを提供する．入所者が要介護状態となった場合には，外部の介護サービス事業者と契約して介護サービスを利用する	ホーム内や近くに訪問介護・通所介護事業所があり，入居者はそこと契約する場合がほとんど
	健康型有料老人ホーム	入居対象者は健康な者．ホームは介護サービスを提供せず，介護が必要になった場合には契約を解除して退去する	併設の介護付き有料ホームに転居できるものも多い
軽費老人ホーム		60 歳以上の自立した者が，低額な料金で，家庭環境，住宅事情等の理由により自宅での生活が困難な場合に入所して，日常生活上必要なサービスを受ける．利用料は所得に応じて設定されている．「A 型」「B 型」「ケアハウス」の 3 種類がある．「A 型」は食事付き，「B 型」は食事なしで自炊，「ケアハウス」は食事付き，バリアフリー仕様	将来的に「A 型」「B 型」は「ケアハウス」へ一元化していく方向性が示されている

現生活に近いサ高住は魅力的であったが，金銭面からむずかしかった．C さんは，軽費老人ホームに興味を示したので，2014 年にはいり C さんといっしょに市の住宅相談窓口を訪ねた．軽費老人ホームは，所得により家賃も低額となるため申込みも多く，戸数が少ないため常に満杯の状態であり市営・都営住宅と同様，C さんのいまの身体状況と住環境では申込んでも当たる確率は低いとのことであった．しかし，相談窓口の担当者から，市に数か月後に新しくできる施設（都市型軽費老人ホーム，表 3-3-3）についての情報を得ることができた．

　（3）結果

　都市型軽費老人ホームは，C さんの所得であれば，食費と家賃を含め月 9 万円台で住める可

表 3-3-3　サービス付き高齢者向け住宅と都市型軽費老人ホームの概要

施設種別	説　明	備　考
サービス付き高齢者向け住宅	● 単身高齢者（60 歳以上の者または要支援・要介護認定を受けている者），高齢者＋同居者（配偶者/60 歳以上の親族/要支援・要介護認定を受けている親族/特別な理由により同居させる必要があると知事が認める者） ● 部屋の広さは，原則 25 m² 以上．ただし，共同のキッチン，浴室，収納設備がある場合は，18 m² 以上でも可 ● 各戸にキッチン，トイレ，洗面，浴室，収納設備を設置 ● バリアフリー構造であること（段差のない床，トイレ等に手すりを設置，廊下幅の確保） ● 少なくとも安否確認サービス，生活相談サービスを提供する．社会福祉法人，指定居宅サービス事業所等の職員または介護福祉士，ヘルパー 2 級以上の資格を有する者などが日中常駐しサービスを提供する．常駐しない時間帯は，緊急通報システムにより対応する（夜間は警備会社などによる緊急通報サービスでも可） ● 事業者に対し地方公共団体が登録，指導・監督を行う ● 訪問などの居宅サービスは，外部サービスを利用する	● 「高齢者向け優良賃貸住宅」「高齢者専用賃貸住宅」「高齢者円滑入居賃貸住宅」の 3 つの制度が一本化されスタートした．国土交通省・厚生労働省が所管する「高齢者住まい法」の改正により 2011 年 10 月から登録が始まった ● 入居者の同意なく，部屋の変更や契約解除は不可 ● 敷金，家賃，サービス費以外の徴収は不可
都市型軽費老人ホーム	● 低額な料金で，身体機能の低下等により自立した日常生活を営むことに不安があり，家族による援助を受けることが困難な 60 歳以上の者に対し，食事の提供，入浴等の準備，相談およびその他必要なサービスを提供する施設 ● 介護が必要な場合はヘルパー等の在宅サービスを利用する ● 定員は，20 人以下（5 人以上）であり，1 人あたりの面積は 7.43 m² 以上	● 2010 年 4 月に厚生労働省令が改正され，従来の軽費老人ホームの基準が緩和され，創設された

能性がある施設である．C さんは，この都市型軽費老人ホームに興味をもち，申請を検討している．今後も一筋縄ではいかないと思われるが，この施設ができたらそこの職員と連携を図り，C さんといっしょに見学に行くことを考えている．

4．まとめ

　現場において，C さんのように自立しているが，経済面から本人に合う住まいに移り住むことがむずかしいという要介護者は多い．低所得者への（生活保護にまではならない人の）所得に応じた家賃補助等の経済的施策の充実化が望まれる．また，今回チームアプローチでは，C さんを取り巻くメンバーをことごとく切られてしまうため継続しての関わりが困難であったが，1 人でも多くのメンバーに C さんのことを知ってもらい，ケアマネが交替しても，C さんがピンチに陥ったときに動ける専門職等を 1 人でも多く増やすよう関わりを意識した．関わった専門職等の陰での連携により，年単位で少しずつ C さんを取り巻くチームができつつある．いつかはメンバーといっしょに C さん宅にてカンファレンスを行いたいと考えている．

（竹内太一）

IV.　チームメンバーへのエンパワメント

1.　はじめに

　近年，保健医療分野におけるチームアプローチの重要性が増している．

　その理由は，第一に治癒しない慢性疾患が増加し，障害と共に生きる人が増え，医療は治療モデルから生活モデルへシフトし，国民の医療への期待も救命第一から，生活の質（quality of life；QOL）を保ちながら地域で生きるための支援へと変化してきているからであろう．

　加えて，独居高齢者や多重問題のケースの増加に代表される家族機能の量的，質的な低下，このような人々を支える社会基盤の脆弱化，そして，対人援助技術や制度とシステムの複雑化が，チームアプローチの必要性をさらに押し上げている．

　また，21 世紀前半のわが国は，ケアを必要とする人口が急増するいわゆる「需要爆発」が起こる一方で，生産労働人口が 4 割以上減少するという深刻な労働力危機に見舞われる．とりわけ，「需要爆発」を支える保健医療分野の専門職の数が圧倒的に不足することが危惧されている．WHO が報告しているように，IPE（inter-professional education）を日本のあらゆる地域で推進し，IPW（inter-professional work）を定着させていくしか，需要爆発と労働力危機を乗り越えるすべはない[1]．

　そのような意味で 21 世紀はまさしくチームアプローチの時代なのである．

　本稿では，地域でのチームアプローチとチームエンパワメントの事例として，

　①個々の事例を通じてのチームエンパワメント，

　②地域の課題に対してのプロジェクトにおけるチームエンパワメント，

　③IPE で達成する地域の専門職チームのエンパワメントとヘルスケアシステムの構築，

というそれぞれコンテキストと手法の異なる 3 つの事例を提示する．

2.　個々の事例を通じてのチームエンパワメント；多職種が関わった在宅ホスピスケアにおけるチームエンパワメントの事例

　近年の在宅ケアのニーズを押し上げているのは要介護高齢者と緩和ケアを必要とする終末期患者の増加であろう．高齢者は複数の疾患をもち，複雑で相互に関連しあった身体的，精神的，社会的ニーズをもっている．このような複雑なニーズをもつ個別性の高い対象に対してのアセスメントやケアの提供においては，多職種チームによる包括的ケアが最善の結果（高齢者の健康と QOL 向上，介護者の負担軽減）を導き出す[2]．同様に，終末期患者に対しても，その苦痛

を，全人的苦痛（bio-psycho-social-spiritual pain）としてとらえ，多職種チームでケアしていくことは緩和ケアの基本である．

わが国の在宅ケアの諸課題は，多職種が協同して関わることで，初めて最善のアウトカム（患者と家族の幸せ）を得ることができる場合がほとんどである．在宅ケアにおいては，チームアプローチの成否がケアの質を決定するといっても過言ではない．

最初に多くの専門職チームが連携して関わることで，質の高い緩和ケアが提供でき，その結果各チームの各専門職がエンパワメントされた在宅ホスピスの一例を提示する．

1）事例

Aさんは52歳の女性で，夫と2人暮らし．末期の乳がん（多発性骨転移，肺転移）を患う．10年前に乳がんを発症，2年前に肺転移で再発した．職場の多くの仲間から慕われ，友人も多い．

〇年8月，強い疼痛のため当院の緩和ケア外来受診．主治医は緩和ケア外来で，8か月間，医療用麻薬を含む鎮痛薬治療，放射線治療等で痛みの治療を行ってきた．

〇+1年4月，頚椎転移から右上肢の麻痺を発症，同時期にがん性胸膜炎による呼吸苦が出現した．これらがきっかけでうつ状態となり，食思不振とやせで，寝たきりに近い状態となり，通院困難のため訪問診療を開始した．抗うつ薬の投与と訪問看護による心理的ケアによって，食欲とADLは改善し，少しずつ生活への意欲もみられるようになった．

Aさんは右上肢の麻痺のため，着替えをすべて夫に頼まなくてはいけないこと，年老いた母に夕食の準備を任せなくてはいけないことに心を痛めていた．そこで，作業療法士が訪問し，更衣の方法や簡単な調理などの生活行為が自立できるように支援した．その結果，これらの行為が自分でできるようになり，仕事で忙しい夫や高齢の母に負担をかけなくても済むとたいへん喜んでいた．

しかし，7月にはいり，反対（左）の手の麻痺も出現し，いろいろな工夫をしても更衣や調理が自分ではできなくなった．心理的なケアを目的として，臨床心理士が訪問，ディグニティセラピーなどを検討した．本人からの申し出で，家族にも内緒で，家族と友人にメッセージを残すこととなり，臨床心理士が定期的に訪問して支援した．

9月にはいり，がんによる肺障害のため呼吸困難出現，在宅酸素療法が開始された．主治医は深刻な状況が起こり始めていることを説明し，夫は看取りの覚悟をした．

Aさんは最後の思い出づくりのために家族旅行を希望していた．病状が不安定なため，いざというときのために紹介状を準備し，旅行に出発した．旅行中の深夜，旅館で意識を失ったと主治医に緊急電話がはいり，紹介状をもって救急病院を受診するように指示した．受診した病院で脳出血と診断され，意識の回復はむずかしいと説明された．Aさんは昏睡状態であったが，夫が家に帰ることを強く希望したため，病院から3時間かけて自宅に搬送した．

夫は休暇をとり，介護に専念し，看取りに向けての在宅体制を整えた．訪問看護師が頻回に訪問し，患者のケアを行いながら，介護者である夫に介護の方法や最期の時間がどのように訪

れるかなどを伝えた．看取り期間中で，一晩だけであるが，意識がやや改善し，夫や家族と簡単な会話ができた．

　亡くなる前日の朝，訪問看護師から呼吸困難が悪化しているとの連絡を受け，緊急往診を行った．モルヒネ等の持続皮下注射と酸素増量で呼吸困難は緩和され，穏やかな表情になった．その日は朝から夜まで，友人，親族の訪問が絶えず，大好きな歌手の歌を聴きながら，思い出を語ったり，写真をとったりした．あくる日の早朝，夫らが見守るなか，苦しむことなく穏やかに息をひきとった．

　亡くなったのち，臨床心理士は，Aさんが家族にも内緒で残していたメッセージのことを家族に伝えた．そして，夫がAさんの下書きをもとに，1人ひとりにおくる「大切なあなたへ」という冊子をつくるのを支援した．Aさんが全員に残したメッセージには，自分の人生を振り返り，いい人生だったと感謝の意を表す言葉が添えられていた．

　保健医療分野におけるヘルスチームとは，「健康に関するコミュニティのニーズによって決定された共通のゴール・目的をもち，ゴール達成に向かってメンバー各自が自己の能力と技能を発揮し，かつ他者のもつ機能と調整しながら寄与していくグループである」（Inter-professional Work における Health Team の定義：WHO 1984）と定義されている．

　本ケースでは，「Aさんとご家族が最期まで生きることを支える」ことを共通の目標とし，各専門職がそれぞれの技能を発揮し，連携して関わることによって，患者と家族の医療的，社会的，心理的ニーズにより適切に対応でき，最期の時間の質を高めることができた．

　関わった各専門職は，本ケースの関わりのなかで，プロフェッショナリズムと各専門領域の知識と技術をもって自由な意思で行動した．とりわけ，医師，看護師はもとより，通常終末期に関わることが少ないリハビリ専門職や臨床心理士が患者の生きる希望を支える重要な役割を果たした．

　チームメンバーはそれぞれの働きに尊敬と感謝の気持ちをもちながら連携し，本ケースを通じてチームの専門職同士の知識と技能の分かち合いが促された．そして，チームメンバーは緩和ケアに関わる仕事を意味のある，豊かなものであると感じることができたであろうし，緩和ケアにおける自らの役割や専門性がもたらす効果を実感することができたであろう．

　IPWは，「共に学ぶこと，互いの専門性から，あるいは互いの専門性について学び合うことは専門性を強化」し，「専門職としての満足感を増加させる」[3]．

　質のよいケアを提供することによって，患者や家族から感謝の言葉をいただくことは，専門職の最大の喜びであることはいうまでもないが，多くの専門職にとって，チームメンバーからの尊敬や感謝も同じくらい大きな喜びであろう．

　目の前の1つひとつのケースでのIPWの実践は，患者や家族に対して最善の結果をもたらすだけではなく，チームアプローチによってよいケアを提供できた経験を積み重ねることは，チームメンバーをエンパワメントすることになる．

　そして，チームエンパワメントの理論モデルを構築したKirkman B.L. ら[4]は，エンパワーされたチームのほうが，エンパワーされていないチームよりも，高い成果を生み出すことを明ら

表 3-4-1　高齢者ケア外来チームにおける他職種の役割

1．高齢者ケア外来の運営上の役割
　・インテークワーク，確実なフォローアップ
　・家族支援と早期からの教育的介入
　・地域資源の結びつけ，地域の多職種連携の窓口
2．他職種によるフォローアップ
　・緊急時の相談
　・介護者支援外来
　・本人支援外来（軽度認知障害の人の支援）
3．介護者を支援する地域活動
　・サロン（介護者ほっとステーション）の運営
　・介護者のピアグループ

かにしている．

　チームエンパワメントが，IPW のもうひとつの成果であり，目的である．

3．地域の課題に対するプロジェクトにおけるチームエンパワメント；クリニックにおける認知症ケアチームのチームアプローチとチームエンパワメント

　わが国の医療機関における外来診療は，医師が診察を行い，看護師は補助者として診療の介助を行うスタイルがほとんどである．また，医療ソーシャルワーカーは，病院の退院支援業務に忙殺され，外来や地域ケアの課題にプライマリに関わることはほとんどない．残念ながら，わが国の医療機関の外来において，多くの専門職は，患者や地域の重要な課題に自律的に向き合う機会をもてていない．

　一方，わが国の病院や診療所の外来機能は，認知症患者と家族を支援する十分な機能をもっているとはいえない．ケアと連携した医療的フォローがなされず，ケアがクラッシュする認知症高齢者の問題は，「今後の認知症施策の方向性について」[5]のなかでも指摘されているところである．

　身体—心理—社会的に複雑な問題を多くもっている認知症高齢者の外来診療においては，チームアプローチが最善の方法である．われわれは，1999 年に多職種によるチームアプローチを取り入れた認知症の人と家族のための外来として「高齢者ケア外来」を開設[6,7]した．

　チームのミッションは，単に専門外来の運営にとどまらず，認知症の人と家族がこの地域で生活する限り，継続的に支え続けることである．高齢者ケア外来の基本チームは，医師 3 人，看護師 1 人，ソーシャルワーカー 1 人，臨床心理士 1 人である．専門職の力を地域で生かすことが重要と考え，高齢者ケア外来チームの医師以外の他職種（以下，他職種）は，診療の補助にとどまらず，認知症高齢者と家族を支援するためのさまざまな役割を開発してきた．

　高齢者ケア外来のチームにおける他職種の役割は表 3-4-1 のとおりである．それぞれについて具体的に解説する．

　他職種は，相談と同時にコンタクト用紙に沿って，インテークワークを行い，診療の予約を

とる.

　診察では,チームとして診察にはいるが,患者,家族に別々に面談する場合,他職種が別室でどちらかと面談することもある.診断後には,患者,家族と「診断をシェアするプロセス」を重視している.可能な限り多くの家族に来てもらい,認知症という疾患や患者からみた世界についてイメージできるように説明し,接し方などについてアドバイスする.家族の不安を傾聴し,今後のケアのことについて継続的に相談できる場を設ける.診断をシェアするプロセスは,患者と家族,医療者が共に歩んでいくスタートラインとなる.

　フォローアップ期間におけるさまざまな相談の大部分は他職種が対応できる.ケアニーズの変化に応じて,ケアマネジャーと連携をとり,地域資源の結びつけを行うこともチームメンバーの他職種の重要な役割である.フォローアップは,安定期には 3 か月に 1 回としているが,その間も多くの患者と家族は継続的に他職種にケアの方法やサービス利用などについて,あるいは急な変化について相談している.

　認知症高齢者を地域で支えるためには,軽度認知症患者の診断後の受け皿が必要であること,介護者の継続的支援が重要であることは,「今後の認知症施策の方向性について」でも強調されているところである.

　高齢者ケア外来のチームのミッションは,単にこの外来を運営するということだけでなく,認知症高齢者と介護者を地域にいる限り支え続けるということである.介護者を支援するリソースが地域にないのであれば,それを開発することがチームのミッションとなる.他職種は,介護者を支援する他職種による外来(介護者支援外来)や介護者支援のためのサロン(介護者ほっとステーション)を運営している.また,軽度の認知症患者や軽度認知障害の患者の心理的ケアとして,本人支援外来という取り組みも始まっている.

　このように,高齢者ケア外来では,通常医療機関の外来で自律的な役割をもつことがむずかしい各専門職の力を開放し,各専門職の力を生かすチームづくりを行った.

　プロジェクトにおけるチームエンパワメントでは,ニーズに基づく共通の目標をかかげ,チーム主体に必要な人的資源を投入し,チームが自律的に関われる枠組みをつくることが重要である.チームエンパワメントの心理学的意味は,作業をコントロールするための権限をもち,チームの働きに責任をもっているというチームメンバーの集合的概念であり,その心理的状態は,①効力感(potency),②自律性(autonomy),③有意味感(meaningfulness),④影響感(impact)で表される[8].

　保健医療分野におけるさまざまな課題に向き合うチームをエンパワメントすることによって,チームプロセスを促進し,ケアの質を向上させると考えられる.

4.IPE で達成する地域の専門職チームのエンパワメントとヘルスケアシステムの構築；行政と全ステークホルダーを巻き込んだ地域全体のチームエンパワメント

　これからの地域完結型医療をつくる主体は市区町村である.そして,地域包括ケアを実現す

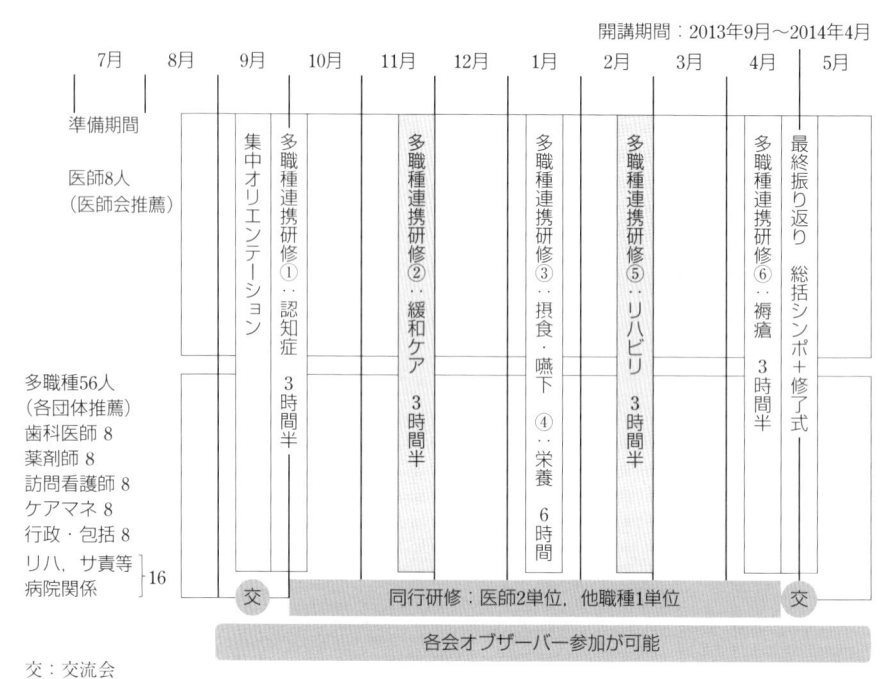

図 3-4-1　北区在宅ケアネット（他職種連携研修の概要）

るためには，それを支える在宅医療を核とした地域医療システムを地域全体面で整える必要がある．

　筆者がプログラム開発に関わった柏在宅医療研修プログラムの最大の教訓は，地域での IPE の推進が地域のケアシステムの構築をもたらすということであった．

　柏在宅医療研修プログラムはそもそも地域のかかりつけ医の在宅医療の実践を後押しする目的で開発され，その教育手法としてワークショップ形式の多職種連携研修や同行研修が取り入れられた．このような多職種による研修は，職種間の inter-professional な作用を起こし，地域全体の多職種協同を促進し，地域ケアシステムをダイナミックに構築することを促進した．

　筆者はこの経験をもとに，診療所の位置する北区において，多職種連携の促進とケアシステム構築を目的に任意団体「北区在宅ケアネット」を設立した．本会は，区行政，北区医師会，地域包括，2 つの歯科医師会，薬剤師会，訪問看護連絡協議会，ケアマネジャーの会，リハビリネット，サービス提供責任者の会，病院連携室など北区の在宅ケアのステークホルダーから選出された世話人が運営しているため，行政，医師会，各専門職の団体がコミットした地域全体で取り組める枠組みでの多職種連携研修が可能となったのである（図 3-4-1）．

　WHO は，地域単位（local context）での多職種協同のための研修（IPE）を推進し，多職種協同を実践（collaborative practice）することによって，地域のケアシステムが構築（strengthened health system）されていくということを示している（図 3-4-2）．

　つまり，行政，医師会，各専門職の団体を巻き込んだ地域単位の IPE を推進し，地域の専門

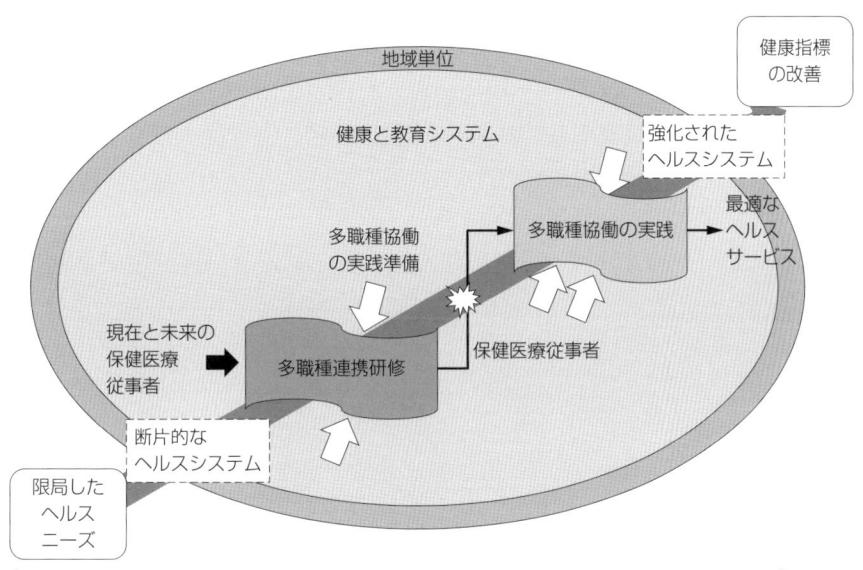

〔WHO：Framework for action on interprofessional education and collaborative practice, 2010〕

図 3-4-2　地域ケアシステムの構築

職チームのエンパワメントを図ることによって，包括的な地域ケアシステムが構築されること
が期待されるのである．

【第 3 章Ⅳ．文献】

1）WHO：Framework for action on interprofessional education and collaborative practice（2010）．
2）Geriatrics Interdisciplinary Advisory Group, American Geriatrics Society Position Statement：Interdisciplinary care for older adults with complex needs（http://www.americangeriatrics.org/products/positionpapers/2005interdisciplinary.pdf, 2015.2.25）．
3）7 principles CAIPE：The UK Centre for the Advancement of Interprofessional Education（2001）．
4）Kirkman BL, Rosen B：Beyound self-management；antecedents and consequences of team empowerment. *Academy of Management Journal*, **42**：58-74（1999）．
5）厚生労働省認知症施策検討プロジェクトチーム：今後の認知症施策の方向性について（http://www.mhlw.go.jp/topics/kaigo/dementia/dl/houkousei-02.pdf, 2015.2.25）．
6）平原佐斗司編著：医療と介護の質を向上させる；認知症ステージアプローチ入門．32-42，中央法規出版，東京（2013）．
7）平原佐斗司：痴呆性高齢者を支援する包括的地域医療モデル　第 1 報：プライマリ・ケア医による早期診断と早期介入．プライマリ・ケア，**28**（1）：24-28（2005）．
8）青木幹喜：チーム・エンパワーメントの理論展開．三田商学研究，**51**（6）：73-85（2009）．

（平原佐斗司）

V. 施設・病院と在宅ケアチームとの連携で　長期ケアを実現した事例

1. はじめに

いうまでもなくわが国は65歳以上の高齢者数が増加しており，2025年には3,657万人，2042年にはピークを迎えて3,878万人になることが予測されている．また，国民の6割以上が終末期における療養を自宅ですることを望んでおり，こうした希望に応える療養の場の確保が喫緊の課題となっている．この課題を解決すべく，国は施策を総動員し「在宅医療・介護」の推進に取り組んでいるところである[1]．

在宅医療・介護の推進において，多職種が連携することの重要性は認識されているものの，そのハードルは依然として高い．たとえば在宅ケアの要というべきケアマネジャーと主治医の連携の状況をみても，密な連携が図られているとはいえない現状にある[2]．

要介護状態になったとしても，自宅で療養を続けるという選択肢が増え，医療職も福祉・介護職も，円滑な情報の共有や協力関係の構築を望んでいる．しかしながら，だれがどのようにしたら，それを構築できるのかが分からない状況にあるのではないだろうか．また更なる業務負担や組織の壁などを感じて，手をだしかねている状況もうかがえる．

本稿の事例は，そのような状況を打開するための示唆を含んだ医療と福祉との連携である．

なお，匿名性を確保するため，大筋に影響のない範囲で編集されている．

2. 医療機関と在宅ケアチームの連携体制づくり

本事例は，都市部の地域包括支援センターが中心となり，連携が深められていったものである．

1) 最初の働きかけ

事例の在住する地域において，実践的な医療と福祉・介護との連携が必要とされたのには，入院期間の短縮，要介護状態で在宅療養をする人の増加等により，より質の高い在宅ケアが必要とされるなか，本地域には在宅ケアを充実させられるサービス資源が少なく，またそれを充足していくための財源もないという状況が前提にあった．そして，その手詰りな状況のなかで医療分野の民間企業から社会貢献として何らかの協力をしたいとの申し出があり，そこから打開策を模索したことが始まりである．一部では，行政との関係を考慮し，民間企業を取り込んでいくことは困難ではないかという意見もあったが，民間企業が柔軟に，公的機関が連携をと

りやすいように社名があまり表にでない等の工夫を行い，行政の担当者が参加しつつ民間企業の力も借りる形で，在宅ケアを支える連携体制づくりがスタートした．

　この民間企業のサポートはスタート時に非常に効果的に働いた．従来からもっていたつながりを通じて，まず民間企業の地域活動担当者たちが連携体制づくりに着手することを医師たちに伝え，その後，地域包括支援センターからエリア内の医療機関に声をかけていった．このような繰り返しの働きかけを行った結果，医師のなかからも新しい取り組みへ興味を示し，「患者の生活面を支える取り組みなら協力しよう」という反応がでてきた．同時に行政から医師会への連携体制づくりへの協力の要請が行われ，個別の働きかけだけでは十分にその意図が伝わらなかった場合も，医師会を通じた連絡により，その重要性を伝えることができた．

　そして，ひとまず行政，医師会，地域包括支援センターが同じテーブルに座って話し合う連携会議が開催されることになった．

2）連携会議の効果

　連携会議は自己紹介から始まった．特に地域包括支援センターとはどのような機関で，なにができるのかを詳細に説明する必要があった．そして会議を重ねるなかで，医師たちから「地域包括支援センターが，患者さんにどのように関わっているのか具体的に知りたいので，対応事例の紹介をしてほしい」との要望がだされた．それは，数か月に1度しか受診しない患者であっても，その間に地域でどのような生活をしていて，なにに困っているのか，それに対してどのような機関・制度が対応しているのか等を理解することで，患者の生活の質の向上に結びつけるなにかができるかもしれないという期待に基づいたものであった．この事例紹介の要望に対して，地域包括支援センターは，可能な限り出席している医師に関連がある事例を提示していった．このことにより，これから地域ケアシステムへの参加を検討するということではなく，医師自身が意識しているかどうかにかかわらず，すでに地域に組み込まれていることが自然に認識されていった．

　3〜4か月に1度の連携会議の開催が2年を過ぎたころから，参加者が広がっていった．総合病院の医師，薬剤師会，歯科医師会，訪問看護関係の団体や民生委員なども参加するようになった．当初，参加に興味を示さなかった団体も参加者が増えていくうちにネットワークに興味を示し，定例の参加者，見学参加者を合わせると，30〜40人くらいが集まる会議となった．そして，参加者が増え顔見知りになるにしたがって，会議以外の場でもつながりがもたれるようになってきた．連携会議のなかで介護保険制度について社会福祉協議会の職員が説明したことをきっかけに，医師から社会福祉協議会に制度について問い合わせがはいることや，患者への説明について地域包括支援センターから医師に相談をもちかけるということが日常的に行われるようになってきた．さらに，参加者や参加団体がもっていたそれぞれのネットワークを，チーム全体で利用できるようにもなっていった．たとえば，在宅サービスをマネジメントとする際に「総合病院には個々の患者の退院に関して，在宅の受け入れ準備に要する日数を考慮してもらいたいというような要望はもちかけにくい」といった声があがれば，そのつなぎの役割

を，地域の医師や訪問看護団体の役員が担ってくれるということがあった．また，高齢者宅ではよくあることとして見過ごされていた「大量の飲み残しの薬」が，解決すべき課題に挙がったこともあった．病院としては患者が確実に処方された薬を飲んでいるのか確認がとれないが，在宅ケアチームは薬が服用されていない状況を知っている．そこからどうして薬が飲み残されてしまうのか，どうしたら飲んでもらえるのか，そのためのそれぞれの役割はなにか，使えるツールはないかという具体的検討につながった．

このようなやりとりを経て，約3年弱でエリアのなかの関係者が，顔見知りになり，連携が図れるようになった．その結果，病院から在宅への移行が円滑になり「突然退院して家にいる」という状況が減少し，退院に向けて事前に病院と在宅ケアチームが連絡をとりあいながら準備ができる方向にかわってきた．そして在宅生活を支えるために対象者のニーズに応じて，小さなチームも大きなチームも組むことが可能になってきた．それは適切な規模の支援のあり方が検討され，重複したサービスや過剰なサービスの導入を抑制することになった．

また，チームのなかでの「対等で専門性を認め合う関わり方」が理想論ではなく，それぞれの業務に有効に働く，現実のものとして展開されていった．

3．連携会議を通じたネットワーク構築のポイント

このネットワーク構築には，連携会議が大きな役割を担っている．それを推進していくために行われていた2つのポイントを挙げておきたい．

1）対応のむずかしい事例の課題解決をテーマにしない

多職種が集まる会議では，「いま，ここで困っている人」への支援を検討することが多いが，この連携会議では，あえてそれが行われていない．その理由は，連携体制の構築を目的としていたため，現在進行形の対応困難な事例は行き詰まり感を生むことや，よく在宅の状況が共有化されないうちに，医師が方針を示し，それに他の参加者が従うという構図ができてしまうのではないかとの懸念があったためである．したがって，連携会議に提出される事例は，現在進行形であっても，困難な時期を乗り越え比較的安定した生活をおくっているものであった．その事例の対象者が安定した生活を行えるようになった陰に，どの職種がどのような役割を果たしていたのかを検証し，チームメンバーのそれぞれが，少しずつ踏み込んだ対応を行うことで，在宅生活が支えられ，それぞれの業務にもメリットがあることが理解されていった．

2）参加要請はさまざまな経路を利用して行う

医療と福祉の連携の必要は多くの人が認識しているところであるが，異なる業種への呼びかけをするのは，気後れがするものである．さらにその相手の業務が忙しいとあれば，なおさら腰が引ける．また，連携をもちかけられたとしても，その相手がどのような位置にあってなにができるのか，信頼がおけるのかなどが気にかかる．これらの疑問や不安は権威のある組織・

団体から認められていることや，業務上の付き合いのある信頼できる相手から説明を受けることなどで軽減される．この連携会議に医師たちの参加を促したのは，医師会や民間企業の担当者たちであり，医師会への協力要請は行政が行っている．参加要請や連携の申し出をどこのだれが行うのかが重要なポイントであるといえる．医師会のような大きな組織への働きかけは行政からの申し入れが有効であろうし，地域の医療関係者への呼びかけは，地域包括支援センターの担当者のほうが相手の都合に合わせて動くことができる場合もある．いずれにせよ，さまざまな立場の人や機関が重ねて呼びかけをすることにより，関係者の参加意識を高めることにつながる．

4．連携により在宅生活を可能にした個別事例

1）対象者の状況

　独居の高齢女性．子どもはなく，離れて住む親族はいたが，いずれも疾病をかかえている等の理由により行き来はない状態であった．

　昔からの知り合いが頻繁に訪れ，身のまわりの手伝いをしたり，話し相手になったりしていたが，記憶の混乱など認知症の疑いが生じ，今後の支援に不安を感じた知人が地域包括支援センターに相談をもちかけた．

　相談を受けた地域包括支援センターが本人の状況を確認すると，金銭管理が曖昧になっていることに加え，猛暑のなかでも水分補給や室温の管理ができておらず，いちじるしく体調を崩していることが分かった．

2）入院までの対応

　できるだけ早く治療を受けることが必要だと判断されたが，本人にその認識がないため，病院へ連れて行くことができなかった．そこで連携会議のメンバーである医師に相談したところ，熱中症の可能性が高く入院が必要になるであろうという見解であった．しかしながら，本人が入院することに同意しなかったため，再度，地域包括支援センターの職員と医師が相談し，入院できる体制を整える間，その医師が往診して治療を行うことを決めた．

　この間に地域包括支援センターでは，介護保険の認定申請や成年後見の申し立ての手続き，入院中の支払い等の算段，親族との連絡などを行った．ここでも連携会議における顔見知りの関係が効果的に働き，入院中であるので在宅サービス等の利用料金の支払いが遅れるかもしれないことや留守中の通帳管理をどうするかなど，直面しているさまざまな問題について，それぞれの関係者が融通をつけて協力しながら解決していった．

　そして，医師の説明を受けて本人も入院に同意し，可能な限りの準備が整ったところで入院することができた．

3）退院にむけての準備

　入院治療により体調が安定してきたため，退院後の生活についての検討が始まった．本人は
「住み慣れた家に帰りたい」と要望したが，「現在の安定は食事や服薬が管理された病院だから
ではないか」「いまは体力が回復し歩行も安定しているが，自宅では以前の状態にもどる可能性
が大きい」との意見もだされた．在宅での支援体制がなければ施設入所が妥当な選択と判断さ
れるところであったが，病院から連絡を受けた地域包括支援センターでは，連携会議のメン
バーに打診し，本人の「住み慣れた地域で暮らしたい」との要望をかなえるための支援チーム
を編成した．そして，再び本人が地域に戻って生活するための体制を整えた．これを可能にし
たのは，入院により本人と在宅チームのつながりが切れることなく，入院中のようすが往診し
た医師等に伝えられていたことや，入院中に在宅生活に向けてのアセスメントを行うことがで
き，実効性のある支援チームが編成できたことにある．また，病院が在宅生活への復帰を見据
えて，ケアを受けることに本人が慣れるように働きかけを行ったり，成年後見人が負担を感じ
ない範囲で親族と連絡をとり続けるといった，それぞれの役割を果たしたことも大きな要因と
してあげられる．

4）地域内の施設への移行

　入院期間中に支援体制を整えることができたため，課題であった服薬の管理についても
チェック体制を整えたり，服薬回数をできるだけ少なくするなどの工夫により対応することが
できた．本人の在宅復帰を支えることができたことは支援チームの達成感につながり，連携の
効果を再認識する機会となった．

　そしてさらに，支援チームは本人がもどれたことをゴールとすることなく，専門職集団とし
て次の展開を予測し，対応する準備を行っていった．具体的には，今後の認知症の進行を予測
し，在宅で安全に暮らせる限界がどこにあるのかを判断すること，そして次に本人の住む場所
の選択肢について，多角的な視点から重ねて検討された．

　その結果，認知症が進行したある時点でチームとして在宅生活がむずかしくなったと判断す
ることになり，次の住みかとして「住み慣れた地域」のなかにあるグループホームへの転居が
挙げられた．この転居についても，各専門職が話し合いを重ね準備を十分に行うことができた
ので，見学等を行い本人の同意の言葉を得て，また親族にも説明を行い，関係者が納得したう
えでさきに進めることができている．

　グループホームにとっては，認知症が進行し親族関係が希薄であるという不安要素を抱えて
の受け入れであったが，すでにチームでの支援体制ができていたため，その体制を受け継ぐ形
で入居を進めることができた．成年後見人と成年後見人を通じた親族とのつながり，医療から
の引き継ぎ，行政および地域包括支援センターのバックアップ，さらに訪問介護を中心とした
サービスの内容や方法についても，グループホームのスタッフに引継ぎがなされ，同じ水準の
ケアが継続されることになった．そして本人は環境の変化に混乱することなく，新生活に移行
することができた．

5．おわりに

　「認知症で親族のサポートがない独居高齢者」がいったん入院した場合，在宅生活への復帰はむずかしいため，施設入所がゴールと判断されることが少なくない．しかしながら本事例では，本人の「住み慣れた地域で暮らしたい」という思いに支援チームがこたえて，実現している．それを可能したのは，地域内での「医療機関と在宅ケアチームの連携体制づくり」が下地にあり，支援が必要になったときにその人にとって必要なチームの編成ができたことにある．そしてチームのメンバーが顔の見える関係であったため，それぞれの専門職がどのように動く（動ける）のか予測ができ，ひとりで抱え込むことなく，また無関心でいることもなく，一歩ずつ踏み出した対応を行ったことにある．そこには，性急に相手になにかをするように要求するとか，自機関の都合や立場だけを主張するというようなことはなく，チームへの信頼に基づき歩調を合わせている姿がみられる．

　これらは一朝一夕では実現することができない．本事例でも数年をかけて，お互いの立ち位置の違いや限界点への理解，自分しかできないことの認識，顔の見える関係などを作り上げ，その基盤があってはじめて，個別事例に必要な支援チームを集めることができるようになっている．

　対人援助を行ううえで最も大切なことのひとつが「自己決定の尊重」であるが，それを支える術のないところでは実現することができない．それを実現するためのひとつの方法が本事例のような取り組みであろう．

【第3章Ⅴ．文献】

1) 厚生労働省：在宅医療・介護の推進について（http://www.mhlw.go.jp/stf/seisakunitsuite/bunya/kenkou_iryou/iryou/zaitaku/index.html, 2013.12.1）.
2) 三菱総合研究所：居宅介護支援事業所における介護支援専門員の業務および人材育成の実態に関する調査報告書（2012）.

（北島洋美）

Ⅵ．　対応困難事例へのチームアプローチ

1．はじめに

　当居宅介護支援事業所に相談があったのは，2010年2月25日地域包括支援センターの社会

福祉士の K 氏からであった.

　本人は 77 歳の女性，要介護 3 である.

　相談内容の大筋は，介護サービスが必要な人であるにもかかわらず，多重債務があり，毎月の借金返済金が多額であるために介護保険利用料が支払えずサービスが導入できないで困っている．長男と 2 人暮らしで（別居の嫁がいると長男はいっている）ゴミ屋敷状態である.

　地域包括支援センター K 氏は，「経済的なことを整理しないとどこにもサービスを提供してもらえない．そこで法テラスに 3 月 5 日に予約した．その日は長男も同席するのでケアプラン担当事業所として紹介させていただきたい」といった．担当を受ける事業所としては，利用者のことがいちばん気がかりで，法テラス相談に同行した後，自宅訪問し利用者と面接することを依頼した.

2．事例へのアプローチの実際

　対応困難な本事例について，アプローチの実際をその経緯が分かりやすいように，「利用者および家族の状況」「ケアマネジャーの考え，行動」「その他支援者の意見，行動」の 3 領域から時系列に相対する形で以下に提示する.

利用者および家族の状況	ケアマネジャーの考え，行動	その他支援者の意見，行動
2010 年 3/5 長男より 「S 建設会社にトイレの改修の代金を払えと借金の取り立てを迫られている．母が自分（長男）の名義で借りたようだが自分はなにも知らない．借用書は家にない．お金を払わないと家を取り上げるといっている．住宅改修の金額もはっきりわからない．300 万？……」しどろもどろに，とりとめない話をする. 困惑したようす. 現在，長男は新聞配達で生計を立てている.	法テラス訪問 地域包括支援センター K 氏と共にケアマネジャー同行する. 長男の印象は，かなり理解力が乏しいため悪徳業者にだまされ，おどしに負けてこれまでいわれるままお金を少しずつ払ってきたようだが……．このままでは借金は永遠に続く？ 長男が利用者の後見人としては能力的に困難と考える.	法テラスの担当者より 専門家による債務整理が必要ではないか，そのためにも成年後見の手続きをしたほうがよい，との意見があり 3/24　13：30〜 弁護士との面接の予約を行う.
自宅は木造 2 階建であるがたいへん古く屋根の瓦が崩れかけている．玄関のドアは格子の骨組みはあるがガラスはなく，吹き抜け状態. 猫が数匹あちこちから出てくる. 1 階は 4 つの部屋があり，奥にかなり広い台所と土間がある. 利用者 T 氏はホームこたつに下半身を突っ込むような状態で仰向けになっている.	K 氏と共に利用者の自宅を訪問 非常に不衛生で家の中はひんやりして寒い. 腰痛が引きがねとなり廃用性拘縮により寝返りも不可能になったようである.	

利用者および家族の状況	ケアマネジャーの考え，行動	その他支援者の意見，行動
「だれ，なにか食べ物ちょうだい」という．頭のまわりに期限切れのコンビニのおむすびと腐りかけの皮の硬い八朔が転がっていた．		地域包括支援センターK氏より「1月末に民生委員さんたちと片づけたばかりだがもうゴミの山になっている」
仰向けのままで数日が過ぎ，尿と便も垂れ流しの状態で排泄物のため畳も腐って落ち込んだ状態でウジが湧いている．	日常生活自立度C2と認知症自立度Ⅲb～Ⅳ仙骨部，大腿骨に黒色の褥瘡20×20 cm圧迫による循環不全低栄養排泄物による感染と考える．	K氏より「昨年秋から数回長男が救急車を呼び，本人が病院に運ばれるが医療費が不払いのうえ，大声で怒鳴り，暴言暴行があり，入院は断られている」
体を動かすのは痛みがあるようで大きな声をだし拒否される．		
長男は褥瘡を少し見ただけで怖がり退いてしまう．	病院受診が必要であるが主治医がはっきりしない状態	S診療所を受診し当法人内病院を紹介され，1月末に当法人内の病院に10日間ほど入院していたが退院している．
長男は「お金がない……ヘルパーのおむつ交換は1週間に3回くらいに抑えて」といわれる．	訪問介護（ヘルパー）毎日複数訪問特殊寝台と褥瘡予防マット訪問入浴訪問看護等が必要	どこの医療機関も受け入れはむずかしい．
	長男に今後のサービス内容について説明したが母親の現状が理解できていない．おむつ交換を週3回はあり得ないことなど，お金のことは大切だが命にかかわることなのでなかば強引に説得した．	
説得している間もT氏は空腹感を訴え続ける．	ともかくどこかに診察（訪問診療）の依頼が必要である．	
	当法人内病院に相談したが空ベッドがないため受け入れ困難	
3/6	合同自宅訪問サービス事業所（レンタル，ヘルパー，ケアマネジャー）	地域包括支援センターK氏より「ケアマネジャーの所属する法人以外の病院にはこれまでの経過があり入院困難」と意見あり．特殊寝台，エアーマット　搬入訪問介護サービス開始清拭，おむつ交換，調理，食事介助

利用者および家族の状況	ケアマネジャーの考え，行動	その他支援者の意見，行動

3/6　11：00〜12：00　担当者会議開催

出席者

　　　　長男，地域包括支援センターK氏，訪問介護責任者，訪問看護責任者，福祉用具責任者，訪問入浴責任者，ケアマネジャー3人（責任者，担当，副担当）

利用者の意向

　　　　認知症が進んでおり，現状の状態も理解できていない．今後の生活等についての意向は確認できず．訴えは，空腹と拘縮による体の痛みである．

長男の意向

　　　　ともかく金銭的なことが心配．借金の取り立てにもおびえている．母の身体的なことについては心配だが介護のことはできない（介護するのが怖いようである）．新聞配達で夜中から朝まで働き，また昼から夕方まで働いている．

総合的な援助の方針

　　　　・利用者が生きていくための最低限度のサービスの確保と環境整備を行う（権利擁護支援）．

　　　　・定期受診，褥瘡の処置が必要

　　　　・食事の提供と定期的なおむつ交換や体位交換

　　　　・身体の清潔保持（入浴，清拭）

　　　　・経済的問題（成年後見人選定を視野にいれ手続きを進める）

　　　　金額不明の多重債務とその返済金を年金担保により独立行政法人から借り入れているため，利用料は当面は見込めないが後見人が決まれば返済が可能となる．

　　　　・環境整備

　　　　訪問看護　毎日

　　　　訪問介護　2回/日

　　　　訪問入浴　1回/週

　　　　特殊寝台・エアーマット

　　　　訪問診療

利用者および家族の状況	ケアマネジャーの考え，行動	その他支援者の意見，行動
3/6 長男より 「以前は，S診療所によくみてもらっていた」と	S診療所へ訪問 利用者の状態を報告 3/8 皮膚科医師の訪問にケアマネジャーも同行 現在要介護3のため区分変更申請をする． 主治医意見書依頼 訪問看護指示書依頼 低栄養にてエンシュア処方も依頼する． 介護保険は区分変更申請すれば要介護5は確実であるがヘルパー2回/日その他レンタル，入浴で支給限度額がオーバーになる． 褥瘡処置毎日必要にて訪問看護は特別指示書により，明日より訪問看護依頼開始を依頼した．	S医師は， 「今年1月に診察したときにはまだ少しは歩けていた．褥瘡の処置が必要と思うので皮膚科医師を紹介する」といわれた． 皮膚科医師の訪問診療を開始する． 褥瘡部洗浄とユーパスタ処置を開始する． 抗生物質投与を開始する．

利用者および家族の状況	ケアマネジャーの考え，行動	その他支援者の意見，行動
3/9 長男連絡するもなかなか連絡つかない． 携帯電話料金未納のため，自宅の固定電話しかない		訪問看護により毎日褥瘡処置開始する． 訪問看護より 「褥瘡はあるが体位交換時関節拘縮による痛みのため介護者をひっかくほどの元気あり腕の力も強い」とのこと．
3/10 ガスも止められている	自宅訪問 調理は電気で行うしかなく，電気なべや炊飯器，寝巻き，タオル，おむつなど寄付の品物を届ける． （ホームレスの高齢者への対応をすることがあるため，日ごろより生活用品の寄付を募っている）	
3/11 たいへん食欲あり，喜んで食べる．	3/13 皮膚科医院を訪問 治療時に大声で叫び抵抗されるがそれ以外は笑顔もみられるが，精神科の対応が必要ではないか，といわれた．	ヘルパーより 「食材が少なく芋粥などでしのいでいる」と報告があった． 皮膚科医師より 「大声で叫ぶため内科の病院入院するのも困難か」「褥瘡の処置ができる精神科病院を探してはどうか」「これ以上訪問診療での診療もむずかしい」
	3/15 区分変更調査に立ち会う 今後は，近隣による見守りなど協力体制の確保が必要であると思った． 早速，民生委員に合同訪問を依頼する． 市役所福祉課の職員にも同行を依頼する．	3/16 地域包括支援センターK氏より電話連絡あり 「昨日，借金取り立て業者が来て長男に通帳や印鑑を出すようにおどした．不明の保険にはいるようにいわれた……」とのこと．
	3/19 合同訪問 市役所福祉課職員に現状をみてもらい，民生委員にこれまでの経過を報告する． 市長申立で成年後見を提案する．	民生委員より 「できるだけ立ち寄るようにする」とのこと． S建設会社は怪しいとうわさは聞いている．いまは事務所もなくなっている，という．

利用者および家族の状況	ケアマネジャーの考え，行動	その他支援者の意見，行動
		市役所福祉課職員より 認知症の診断書が必要である． 長男が申立できない理由は長男の 判断能力はどうなのかもう少し吟 味が必要であるとの意見がだされ た．
	S 警察（暴力団対策係）を訪問 長男がおどされている内容を報告	警察より 「パトロール強化する」と回答をも らう．
弁護士から，長男に対して少し冷た く，後見は T 氏のためのもので（基 本的に長男の相談まではしない）と いわれたことで，長男は弁護士に対 して不信を抱く．	3/24 法テラス（2 日目） 成年後見と破産宣告を考えたが破 産宣告はどうも意味がないようで ある． （独立行政法人からの年金担保借金 は破産宣告してもなくならないた め）	弁護士より 後見については 本人の経済状況が分かるもの（家計 簿等）が必要であるといわれる． 長男名義の借金は不明である． 3/26 訪問入浴開始
	3/30 褥瘡写真持参し，現状の報告のもと 当法人内病院に入院依頼する．入院 予約となる．	
4/6 法人内病院へ入院となる 長男は， 「母の年金をとられると生活できな い．自分の給料だけでは生活できな い」「別居の嫁にも生活費を払わな くてはいけない．嫁から怒られる」 「医療費や介護の費用は少しずつ 払っていく」という．	地域包括支援センター K 氏に医療 保険，介護保険の滞納有無確認依頼 4/20 法テラス T 氏の年金は年金担保借金により 9 万円近く引かれても，国民年金と遺 族年金で月々 12 万円程度ある． 後見人が決まれば，残りのお金を長 男が自由に使えなくなることを 知って長男は，成年後見制度の利用 を拒否する．	地域包括支援センター K 氏より 医療保険料は遅れながらも払い込 まれ，7 月まで期限有．介護保険は 年金担保借金のため普通徴収にな る心配もあるが，現在は年金からの 保険料徴収が行われている． 法テラスとしては 長男が反対するのでは強引には進 められない． 市役所福祉課担当者が関わってい くことにする．
5/13 当法人内病院にてカンファレンス		主治医病棟看護師より 褥瘡処置は 1 日 1 回で可能な状態と なる．

利用者および家族の状況	ケアマネジャーの考え，行動	その他支援者の意見，行動
入院中長男は毎日病院に見舞いに来ていたが，ある夜病院のトイレにおいてある検尿コップに自分の尿を入れているのを当直事務員に見つかり問い詰められる．不用に毎日ためていたようである．「検尿コップを見たら溜めたくなる」という．少し病的な側面がうかがえる．	退院に向けてサービス調整する． 環境整備 退院前日までに猫のダニ退治のため殺虫用薬剤散布とゴミ廃棄を行う．	5/18 退院予定 訪問看護処置内容確認する． 排便コントロール必要 マグミット®内服とグリセリン浣腸で 訪問診療2回/月を予定する．
5/18 退院 本人は， 「やっぱり自分の家がいい」という．		近所の方より 「昔はきれい好きであり自宅で工場を営み裕福な家であった． 長男は学校に行かずにひきこもりのようだった」と，以前の情報を得た．

5/18　担当者会議開催
出席者
　　　訪問介護責任者，訪問看護責任者，福祉用具責任者，ケアマネジャー（責任者，担当）
総合的援助の方針
　　　・利用者の病状の安定を図りながら日常生活や環境整備の支援を行うとともに利用者の人権擁護に係る支援を多職種からの協力得ながら実践していく．
　　　・長男に理解しやすい説明や対応をすることで，介護に対して理解が得られ，長男と共に安定した暮らしがすすめられるように支援する．将来的に経済的問題が解決できたら，施設入所も相談する．
　　　訪問看護　毎日
　　　訪問介護　2回/日
　　　訪問入浴　1回/週
　　　特殊寝台・エアーマットレンタル　　　再開
　　　訪問診療　2回/月

5/19 その後も微熱あり時々38℃に上昇 体位交換長男に指導したが実施した形跡なし	脱水にならないように多めの水分摂取をヘルパーに依頼 5/28 体温上昇のため訪問看護1回/日から2回/日へ	訪問看護師より電話あり 体温38°上昇している．内服薬追加となる． 食欲はあり水分も摂取は良好 褥瘡の経過は悪化傾向
6/3 山のようなゴミの片づけ なぜかT氏や長男は痒みを訴えない．	長男に利用料増額してもショートステイが必要なことを説明する． 介護力強化と給付限度額調整のため，ショートステイの予約を行うことにする． ノミ予防のため塗り薬や専用深型スリッパやカッパを準備するがなかなか手ごわい．	梅雨，夏にむけて山のようなゴミの廃棄を行う． 医療生協の組合員さんや自治会や民生員の協力も得られる． ほぼ全員の職員が猫のノミにさされるようになる．

利用者および家族の状況	ケアマネジャーの考え，行動	その他支援者の意見，行動
6/10	サービス担当者会議開催 ショートステイの管理者と看護師 これまでの経過説明	6/11～ ショートステイ予約できる 訪問看護のサマリーが訪問看護ス テーションから送られてきた．
6/11 ショートステイへ	6/15 長男と市役所へ同行する． ♯1後期高齢（医療保険）滞納分支 払 ♯2身体障害者書類もらいに行く ♯3介護保険課ショートステイのた めの負担限度額認定の手続き行う	
7/10 T氏はショートステイの生活に満足		ショートステイ看護師より，褥瘡も 改善傾向との情報を得る．
	8/2 身体障害者書類完成しているが長 男に連絡がとれない． 8/13 長男と市役所へ同行 年金手帳も紛失 年金センターへ同行再発行する． 8/17 長男と市役所へ同行 身体障害者手続き完了 特別障害者手当の手続きも行う このとき初めて遺族年金が担保に なっているため通帳が銀行に預け られていることが分かる．T氏の国 民年金から介護保険料が引き落と されていたため特別徴収のままで あったことも理解できた．	市役所福祉課担当者が後見制度に ついて説明 年末で年金担当終了か 年金が増えると悪徳業者，別居の嫁 に年金またもやねらわれる可能性 もある．

〈身体障害者手帳申請の目的〉
身体障害者手帳申請のいちばんのメリットは，医療費助成である．必要な治療が経済的理由で制限されないこと．その他，タクシーチケット給付，介護手配等経済的な負担軽減となる．特別障害手当は，26,000円/月で食費などの生活費の捻出を社会資源活用にて検討した．

| 9/13～9/28
法人内病院へ
精査入院

9/28～
ショートステイ再開 | 9/15
長男と市役所へ同行
身体障害者手帳受け取り
特別障害者手当
重度障害医療受給証
後期高齢医療限度額2区分 | |

利用者および家族の状況	ケアマネジャーの考え，行動	その他支援者の意見，行動
10/19 褥瘡の経過良好		ショートステイ看護師より 褥瘡治癒まであともう少しというところ，との意見があった．
11/9 T氏　ますます活気みられ，ヒップアップも可能となる．		
12/10 長男より 「嫁の実家に2台の携帯電話を契約させられた．電話料金も毎月2万円払っている．法事のお金も支払った」	医療費の負担も少なくなり，特別障害者手当入っているにも関わらず支払いが滞っている． 返済計画について長男と相談する．	
2011年 1/12 T氏の仙骨部は完治した 下肢の踵部もう少しで完治する. 本人は，以前のように大声で怒鳴ったりすることもなく穏やかである．当法人以外のところは不安であるため利用を拒否している．	利用料の支払いがほとんどなされないまま滞納が膨らむ． ショートステイ期間が介護保険サービスの半数を越えてしまう心配もあり，褥瘡経過もよいため自宅生活を検討した． 長男に療養病院への転院は少し費用が抑えられるからと，提案するも拒否された． 当法人に対し，少しは信頼を得られたのかと思う．	
1/29 6か月ぶりに自宅へ戻る． 久しぶりの家で上機嫌になる． 自宅はさらに老朽化し，カップラーメンの残骸などが散乱し腐敗している．	1/24 担当者会議開催 自宅生活再開，ショートステイも10日/月2回に分けて行う． 隙間風対策として段ボールで目張りをしたりごみ袋でカーテンの代用にする．	訪問介護サービス再開 訪問看護再開 福祉用具再開
2〜3月 変わりなくすごす．		
4/4 長男より 久しぶりにS建設会社から借金の取り立てに来られた． 恐怖感訴える．	4/12 **市役所福祉課へ** 長男，地域包括支援センターK氏，ケアマネジャーが市役所に行き，成年後見についての説明を長男に対して行う． この後も数回の説明の機会をもつが，長男はなかなか理解しない．	年金担保貸付が夏ごろで制度として終了するらしく，それを目当てに年金がねらわれているかもしれない，との情報がある．

158

利用者および家族の状況	ケアマネジャーの考え，行動	その他支援者の意見，行動
	利用者の年金が利用者の生活保障以外の目的で使われ本人の生活がおびやかされ，一時は命の危機にまで陥ったのは事実である．	市役所福祉課としては当市では，経済的虐待を理由とする市長申立は前例がない．1親等の長男の理解を得たいと考えている．
	長男に悪意はないが判断能力に欠ける．擁護能力に欠け，長男による家計管理は不適切と説明する．	
6/14 成年後見申立てを行うことに，長男は同意しない．	経済的虐待として市長申立に踏み込んでほしいと市役所福祉課に依頼する．	市役所福祉課の判断で経済的虐待として市長申立を進めることを決定する．
	長男へ，市役所福祉課より市長申立による成年後見に同意を求めて説明をする．8/1 家庭裁判所に申立てのため裁判所に訪問	
	後見人候補者（司法書士）と市役所福祉課，地域包括支援センターK氏，ケアマネジャーが説明	
息子は生活に少し不自由さを感じているが生活レベルはさほど変化ない．ライフラインや共同で使用するもの等はT氏の年金から支払われている．60万程度あった利用料滞納も半年ほどですべて返済された．T氏の体調は時々発熱があるものの安定しており精神状態も日ましに穏やかになる．2013年10/9より利用者の家の近隣に建設された小規模多機能居宅介護事業所に居宅変更となる．	9月末より正式に後見人として司法書士が任命される．成年後見制度につなぐために1年6か月の時間を要した．司法書士の成年後見人が確定してからは悪徳業者からの連絡もいっさいなくなった．生活費やサービス内容の確認も後見人と共に相談しながらできている．利用料が支払われればケアマネジャーが高額介護費の申請代行をして，償還金を毎月20,000円得ることが可能となる．	ヘルパーより利用者に必要な食材や生活必需品などお金の心配をしなくて安心できる．

3．考察

1）今回のケースの課題

（1）利用者本人の身体状況：当初は巨大褥瘡で治療が必要であったが，認知症による介護へ

の抵抗があり，専門職や支援者への暴言暴行がみられた．

（2）家族介護者である長男：理解力や介護力に乏しい．多方面からの金銭的詐取がありだれを信用してよいか分からない．

（3）経済的管理：できる者がいなかったため，年金が月に 20 万円以上あるにもかかわらず医療費や介護費も払えず生命の危機となり，日々の食費にも困難をきたした．

（4）劣悪な環境：10 匹以上の猫の糞尿とノミ，老朽化した家であるが掃除をしないためさらに老朽化に拍車をかけており，雨漏りと風が吹き込む住宅環境であった．自宅は，長男の食事後のゴミとハエやゴキブリが大量発生していた．

（5）成年後見制度の落とし穴：第三親等までの者がいる場合，市長申立ができない．さらに三親等の人の後見制度の利用について同意が必要であるが，身内が経済的詐取をしている場合は同意するわけがない．また経済的虐待の基準が不明確で証明はだれがするのか，ケアマネジャーが行った場合は，ほとんどその身内はケアマネジャーとの契約を解除してしまう．

2）課題に対する対策

（1）身体状況については，専門職と介護や療養についての取り決めなど連携があれば基本的に困難とはいえない．認知症による暴言暴行は不安からくるもので，安心した環境で穏やかさが取り戻せた．

（2）長男との信頼関係を築くのには専門的アセスメントが必要であった．コミュニケーションのとり方にも技術を要した．長男は自己中心的であったが，これまでの生活歴からやむを得ないこともある．現在は経済的に不自由であるがまだ十分勤労できる年齢の間は頑張って，仕事を継続することを期待している．T 氏の年金は適切に運用され貯えもできている．遺産相続は長男となる．

（3）一般的なケースで家族の考え方は，介護者のいる家族は当然のように介護する人として扱われるがその視点は改めるべきである．高齢者はほとんどの人が最期まで自宅ですごしたいと願っている．しかし，家族に介護を義務づけていくことで自宅介護が困難となるケースが多い．われわれは，高齢者と同様に，その家族についてもそれぞれのライフスタイル維持を大切に考えていくべきではないだろうか．

（4）環境は劣悪でも何とかなるが，支援者がノミにかまれてはサービスができない．いろいろなノミ防御対策に苦労した．その他のケースでも少々の衛生面はその住民の価値観に合わせるべきであると考えているが，専門職や支援者の健康を守るために最低限の環境は確保するべきである．そのバランスのとり方について検討する必要がある．

（5）本事例では，初の経済的虐待への対応策としての市長による成年後見申立を粘り強く交渉し，根拠を提示してきた．成年後見制度の弱点を見直すとともに独立行政法人が行う年金担保融資をあらためるべきである [1]．

４．おわりに

　家族構成等の人口問題や経済状況が変化する社会構造のなかで，高齢者を取り巻く生活環境が変化している．高齢者の多くは「自分らしく自宅で人生を最期まで」を希望しており，この自己選択，自己決定を尊重するために，これまでの社会的概念を大きく変革していくことが求められている．そのためにケアマネジャーは，利用者支援のみにとどまらず，粘り強く社会に働きかけていくことが必要であると考える．

【注】
（1）年金担保貸付事業について，その概要を以下に示す．
　1．年金担保貸付事業・労災年金担保貸付事業の対象
　　独立行政法人福祉医療機構が運営している事業であって，厚生年金保険，国民年金（老齢福祉年金を除く）または労働者災害補償保険の年金の支払いを受けている受給者を対象とした融資であり，年金を受ける権利（受給権）が担保となる．
　2．融資内容
　　・融資金額は 10〜250 万（1 回あたり返済額の 15 倍以内）
　　・返済期間はおおむね 2 年 6 か月以内
　　・融資利率は 1.6％
　　・返済額の上限は 1 回あたりの年金支給額の 1/2 以下
　　・年金担保融資を受けると介護保険料は普通徴収に切り替わる
　年金担保貸付事業が悪用され，高齢者が経済的虐待を受けるケースが多く社会的問題となっている．2010 年民主党政権時に閣議決定により廃止が決まっているが，政権交代により実施されていない．2014年 12 月 1 日より貸付金額（200 万円上限 1 回あたり返済額の 10 倍以内，返済額の上限は年金支給額の 1/3以下）などの縮小が実施される．
　　http://hp.wam.go.jp/guide/nenkin/outline/tabid/251/Default.aspx

（杉岡眞由美）

索　引

在宅ケア学
第3巻　在宅ケアとチームアプローチ

2015年 7 月30日　　第 1 版第 1 刷

定　　価	本体 2,400 円 + 税
編　　集	日本在宅ケア学会
発 行 者	吉岡正行
発 行 所	株式会社ワールドプランニング
	〒 162-0825　東京都新宿区神楽坂 4-1-1　オザワビル
	Tel：03-5206-7431　Fax：03-5206-7757
	E-mail：world@med.email.ne.jp
	http://www.worldpl.com
振替口座	00150-7-535934
表紙デザイン	寄國　聡
印 刷 所	三報社印刷株式会社